KB160368

나의 첫 스토마 관리 설명서

Authorized translation from the Japanese language edition, entitled
≪看護ワンテーマBOOK≫ 快適! ストーマ生活: 日常のお手入れから旅行まで
ISBN: 978-4-260-01601-8
著: 松浦 信子／山田 陽子
published by IGAKU-SHOIN LTD. , TOKYO Copyright© 2012

나의 첫 스토마 관리 설명서

첫째판 1쇄 인쇄 2020년 2월 3일
첫째판 1쇄 발행 2020년 2월 10일

저　　　자 松浦信子 ｜ 山田陽子
편집·감수 병원상처장루실금간호사회 이윤진
감　　　수 병원상처장루실금간호사회 박옥경·주명진
　　　　　 대한대장항문학회 상처장루연구회
발 행 인 장주연
출 판 기 획 한수인
책 임 편 집 이경은
디 자 인 양란희
발 행 처 군자출판사(주)
　　　　　 등록 제4-139호(1991. 6. 24)
　　　　　 (10881) 파주출판단지 경기도 파주시 회동길 338(서패동 474-1)
　　　　　 전화 (031) 943-1888 팩스 (031) 943-0209
　　　　　 www.koonja.co.kr

ISBN 979-11-5955-516-9
정가 18,000원

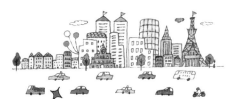

일상생활부터 여행까지
A to Z!

나의 첫 스토마
관리 설명서

《看護ワンテーマBOOK》
快適! ストーマ生活
日常のお手入れから
旅行まで

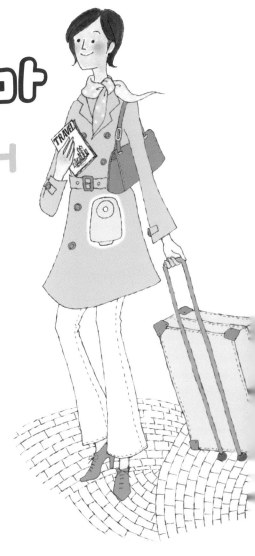

저자 松浦信子 | 山田陽子
편집·감수 **병원상처장루실금간호사회** 이윤진
감수 **병원상처장루실금간호사회** 박옥경 · 주명진
대한대장항문학회 상처장루연구회

군자출판사

인사말

병원에서 스토마(장루, 요루)를 만들어야 한다는 설명을 듣게 되면 막연한 불안감과 공포, 충격에 빠지게 됩니다. 처음 들어보는 용어와 수술에 대한 불안으로 인하여, 수술 후에도 이를 극복하여 일상생활에 복귀하는데도 꽤 오랜 시간이 걸립니다. 수술 후 신체적 회복 이외에도 스토마 관리에 대한 어려움과 두려움으로 인하여 변화한 자신의 모습을 이해하고, 받아들여 정상적인 일상을 보내기까지는 개개인의 차이를 보이기도 합니다.

물론 수술을 받은 후 한동안은 배설 방법이 변하기 때문에 스토마를 관리하는 데 어려움을 느끼겠지만 이는 여러분이 생활하는 방법을 바꿨을 뿐, 일상을 제한하는 장애가 아니라는 것을 깨닫게 됩니다. 스토마와 함께 시간을 보내면서 익숙해지면, 일상생활을 누구보다도 충분하게 누릴 수 있도록 도움을 주는 나의 몸의 일부분임을 알게 될 것입니다. 이를 위해선 스토마가 무엇인지 이해하고, 스토마 관리방법이나 합병증 그리고 이를 적절히 대처할 수 있는 방법을 아는 것이 중요합니다.

이에 욕창, 스토마(장루), 실금을 전문으로 관리하는 간호사들의 모임인 병원상처장루실금간호사회 소속 간호사들은 임상 현장에서 스토마 보유자분들과 오랜 시간 함께 하면서 어떻게 하면 이해하기 쉽고 실생활에 유용하게 적용할 수 있는 정보를 제공할 수 있을까 고민하던 중 '스토마 라이프'라는 일본 서적에 대해 전해 듣게 되었고, 출판사와 협의 하에 감수하게 되었습니다.

이 책은 스토마를 보유한 모든 분들과 가족, 후원자 및 의료 종사자 분들에게 스토마 관리를 시작하는 병원에서의 첫걸음부터 퇴원 후 일상생활에 이르는 기간 동안 필요한 관리 방법을 가장 쉽게 이해할 수 있는 실용 도서로 활용될 수 있을 것입니다.

또한 이 책을 통해 스토마를 보유하신 분들과 이들을 돌보는 모든 이들에게 스토마에 대한 막연한 불안감을 조금이라도 줄여줄 수 있는 길잡이가 된다면, 이보다 더한 기쁨은 없을 것 같습니다.

스토마 보유자 한분 한분이 적합한 관리방법을 쉽게 익혀, 스토마와 함께 다시 태어난 제2의 인생을 즐겁고, 활기차게 보낼 수 있기를 간절히 소망합니다.

이 책이 출간될 수 있는 기회를 주신 스토마 제품 업체 리즈메디케어에 감사드리며, 완성될 수 있도록 도움을 주신 군자출판사 관계자 여러분에 다시 한 번 감사드립니다. 무엇보다 이 책을 응원해주신 대한대장항문학회 상처장루연구회 교수님들과 이 책을 읽는 모든 스토마 보유자분들께 감사의 말씀을 드립니다.

2020년 병원상처장루실금간호사회

회장 김정윤

PART 4

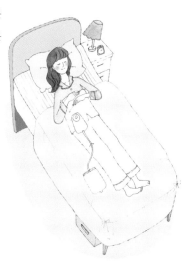

PART

1

당신은 어떤 종류의
스토마를 가지고 있습니까?

스토마에는 여러 종류가 있습니다. 또한 스토마 종류에 따라 관리
방법도 다릅니다.
이 장에서는 다양한 종류의 스토마와 특징을 소개하고자 합니다.
당신의 스토마 종류를 확인해볼까요?

소화기관과 비뇨기계 구조

우선 소화기관과 비뇨기계 구조에 대해 살펴보겠습니다.

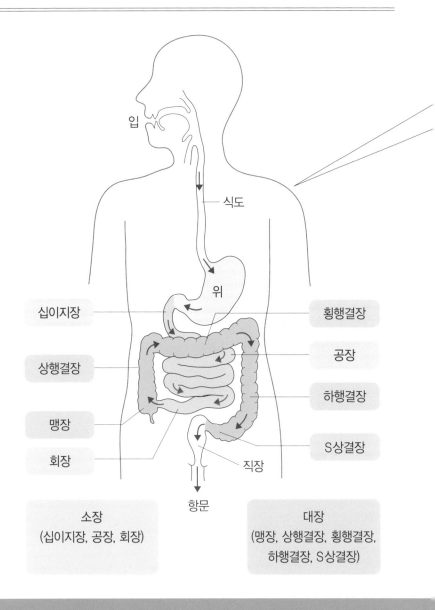

입

식도

위

십이지장

상행결장

맹장

회장

횡행결장

공장

하행결장

S상결장

직장

항문

소장
(십이지장, 공장, 회장)

대장
(맹장, 상행결장, 횡행결장,
하행결장, S상결장)

소화기관의 구조

소화관은 입에서 식도, 위, 소장(십이지장, 공장, 회장), 대장(맹장, 상행결장, 횡행결장, 하행 결장, S상결장)으로 이어지는 긴 관입니다. 입으로 섭취한 음식은 긴 관을 통해 소화·흡수되어 항문을 통해 대변으로 배설됩니다.

비뇨기계의 구조

비뇨기 구조는 오른쪽 그림과 같습니다. 신장에서 만들어진 소변은 요관을 거쳐 방광에 일시적으로 모여 저장됩니다. 일정량의 소변이 방광에 모이면 요의를 느끼고 요도를 통해 소변을 배설합니다.

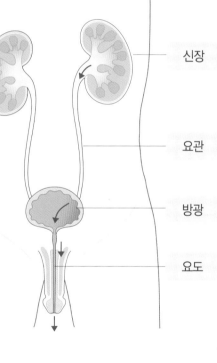

신장

요관

방광

요도

PART

스토마란 무엇인가요?

소화기관이나 비뇨기계 구조가 머릿속에 그려지나요?

스토마란, 수술로 소화관의 일부를 복부 밖으로 꺼내 새롭게 만든 배설물의 출구입니다. '인공항문', '장루' 또는 '인공방광'이라고도 합니다.

◉ 스토마란?

스토마에는 대변 출구인 소화기 스토마(인공항문)와 소변 출구인 요로 스토마(인공방광)가 있습니다.

'인공~'이라고 하면 인공투석처럼 의료기계를 사용하는 이미지를 상상할 수 있으나, 스토마는 기계를 이용한 치료법이 아닙니다. 암과 같은 질병이나 사고로 인하여 장이나 방광을 제거하면 지금까지와 동일한 배설경로(항문이나 요도)로 대변이나 소변을 체외로 배출할 수 없게 됩니다. 스토마는 우리 몸의 장이나 요관을 사용하여 복부 표면에 만든 대변이나 소변의 새로운 출구입니다.

> 스토마에는 그리스어로 '입'이라는 의미가 있습니다.
> 또한, 스토마를 보유한 사람을 '오스토메이트(ostomate)'라고 합니다.

◉ 스토마의 실제

소화관은 입에서 항문으로 이어진 1개의 긴 관이며,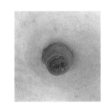
점막으로 구성되어 있습니다. 요관 역시 점막으로 이
루어져 있고, 장과 요관을 사용해 만들어지는 스토마
도 점막으로 이루어져 있습니다.

　점막으로 이루어진 스토마는 건강한 상태에서는 입속
처럼 선홍색이며, 부드럽고 항상 점액으로 촉촉합니다.

◉ 스토마로 세균은 들어가지 않는다?

장이나 요관에는 통증을 느끼는 신경이 없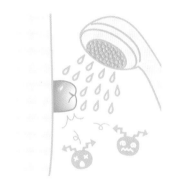
기 때문에 스토마는 만져도 아프지 않고,
닿는 느낌도 없습니다.

　스토마는 복부에 만들어진 출구를 통해
몸 밖으로 나온 장이나 요관입니다. 간혹,
"스토마를 통해 뱃속으로 세균이 들어가지
않을까?", "목욕이나 샤워할 때 스토마를
통해 뱃속에 물이 들어가지 않을까?" 걱정
하는 분들이 있습니다.

　그러나 평상시 우리 몸은 복부 안쪽에서 바깥쪽으로 압력(복압)이 가해지
고 있으며, 스토마 출구는 대변이나 소변이 나오지 않을 때는 입술을 다물
고 있는 것처럼 닫혀 있습니다. 그러므로 일상생활이나 목욕, 샤워 시 이
물질이 뱃속으로 들어가는 일은 절대 없습니다. 물론, '스토마를 통해 뱃
속이 훤히 보이는' 경우와 같은 일도 없습니다.

◉ 스토마를 만들면, 지금까지의 배설방식과 달라지는 점은 무엇인가?

인공 항문 소화기 스토마의 경우

건강한 사람의 직장은 변을 저장하고, 배변하고 싶은 감각을 느끼고(변의), 변을 참고, 배변하는 등의 4가지 기능을 하지만, 스토마는 '배변하는' 기능만 할 뿐, 다른 3가지 기능이 없습니다.

따라서 스토마를 만들면 자기 의지에 따라 변을 참고 배설할 수 없게 됩니다. 자기 의지와는 무관하게 장 내에서 소화 흡수를 마치게 되면 저절로 변이 배설됩니다. 그러므로 항문으로 변을 내보냈을 때와 다른 느낌을 갖게 됩니다.

인공 요도 요로 스토마 또는 요루의 경우

방광은 소변을 저장하고, 소변을 보고 싶다는 감각을 느끼고(요의), 저장된 소변을 참고, 소변을 보는 등의 4가지 기능을 하지만, 요로 스토마, 즉 요루는 '소변을 보는' 기능만 할 뿐, 다른 3가지 기능은 없습니다. 따라서 스토마를 만들면 소변을 저장하여 자기 의지에 따라 소변을 참고, 배설할 수 없게 됩니다.

신장에서 만들어진 소변은 24시간 쉬지 않고 수십 초 간격으로 계속 스토마를 통해 조금씩 배설되기 때문에 예전에 소변을 배설했을 때와 다른 느낌을 갖게 됩니다.

PLUS +1

스토마에 대해 더욱 자세히 알고 싶은 분들을 위한 정보의 장

국내에서는 소화기 스토마 및 요로 스토마를 위한 환우 집단으로 대한장루협회(http://www.ostomy.or.kr/)가 있으며, 병원에 따라 WOCN (Wound, Ostomy, Continence Nurse)이라는 상처장루실금 간호사, 또는 장루간호사가 소화기 스토마인 장루 및 요로 스토마 환자의 교육과 상담, 제품 선택과 치료를 위한 정보를 제공하고 있습니다. 실제로 스토마 관리에 어려움이 있는 경우, 직접 방문을 통해 스토마 관리에 대한 궁금한 점을 해결할 수 있으며, 퇴원 후 관리나 추가적인 정보가 필요한 경우에는 근처 병원에 장루간호사가 있는지 확인한 후, 상담을 받을 수도 있습니다.

수술 전, 스토마 위치 결정의 중요성

스토마를 만든 이후에도 수술 전과 같은 일상생활을 유지하려면, 복부에 부착한 스토마 제품 주위로 변이나 소변이 '새지 않게', '냄새가 나지 않게', '피부에 염증이 생기지 않게' 하는 것이 중요합니다. 그러기 위해서는 수술 전에 스토마 위치를 결정하는 것은 매우 중요합니다.

스토마 위치는 일상생활에서 '수면', '앉기', '서 있기', '웅크리기' 등의 신체 움직임에 따라 주름이나 상처 부위, 뼈나 배꼽 부근을 피하고, 편평하고 안정적으로 제품 부착이 가능한 부위, 스토마 합병증이 생기지 않으면서 스스로 스토마를 관리할 수 있는 본인의 시야 내에 제품을 부착하기 쉬운 부위를 선택해야 합니다.

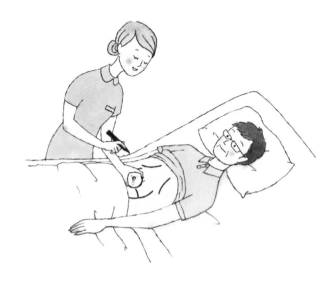

스토마의 종류

흔히 통틀어서 스토마라고 부르지만, 소장과 대장을 이용한 소화기 스토마
와 소변이 배출되는 요로 스토마는 수술 방법에 따라 구분되며, 스토마 종류
에 따라 필요한 관리 방법도 바뀝니다.

당신의 스토마는 무엇입니까? 확인해 봅시다.

1 소화기 스토마의 종류

- 소화기 스토마에는 대장(결장) 스토마와 소장 스토마가 있습니다.
- 치료 방법에 따라 영구적 스토마와, 일정 기간 후 스토마를 다시 복원하여 수술
  전과 같이 항문을 사용할 수 있는 일시적 스토마가 있습니다.
- 스토마에는 배설물의 출구가 하나인 말단형 스토마와, 출구가 두 개인 루프형
  스토마가 있습니다.

> 대장(결장) 스토마는 결장루(colostomy)라
> 고 부르며, 소장 스토마는 일반적으로 소장의
> 마지막 부분에 있는 회장을 이용하여 만들기
> 때문에 회장루(ileostomy)라고 합니다.

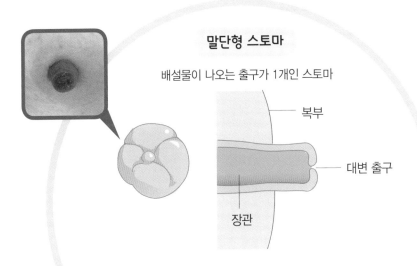

말단형 스토마

배설물이 나오는 출구가 1개인 스토마

복부

대변 출구

장관

루프형 스토마

2개의 배출구를 가진 스토마. 하나는 배설물이 나오는 출구,
다른 하나는 항문 쪽과 연결된 출구로 장 점막에서 점액이
분비되기 때문에 이로 인하여 항문 쪽으로 점액이 배출되기
도 합니다.

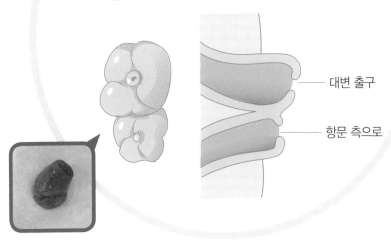

대변 출구

항문 측으로

◉ 말단형 스토마

말단형 스토마도 수술 방법이나 어느 부위의 장관을 이용하여 만들었는지
에 따라 몇 가지 종류로 구분됩니다.

《 직장절제술(마일즈 수술) 》

주로 직장암(하부 직장암) 또는, 항문 부근에
발생한 암(항문 암) 치료를 위해 직장이나 항
문(항문 괄약근)을 제거하는 수술입니다. 이런
질환의 경우, 무리하게 항문을 남겨 장과
연결되더라도 항문은 정상적으로 기능하지
않기 때문에, 배변 횟수가 많아지거나 무의
식 중에 변실금이 발생하기 때문에 삶의 질
이 저하됩니다. 따라서 항문이 아닌 복부에
배변을 위한 새로운 출구인 인공항문을 만
들게 됩니다. 이로 인하여, 항문은 사라지게
됩니다.

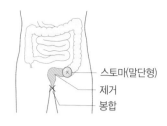

직장절제술(S상결장)

스토마(말단형)
제거
봉합

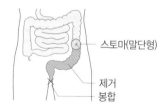

직장절제술(하행결장)

스토마(말단형)
제거
봉합

《 전체대장절제술과 소장을 이용한
　스토마 조성 》

가족성 선종성 용종증 궤양성 대장염으로
인해 결장과 직장을 모두 제거하고 소장 스
토마를 만드는 수술을 할 수도 있습니다.

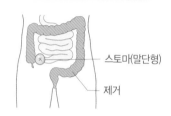

전체대장절제술과 소장을
이용한 스토마 조성

스토마(말단형)

제거

- 대부분 스토마가 됩니다.
- 모든 결장과 직장을 제거합니다.
- 기존의 항문은 기능을 하지 않게 됩니다.

《 하트만 수술 》

직장암이나 종양, 외상, 염증(게실염 등) 등의 치료를 위해 병변이 있는 대장 혹은 직장을 절제하되 문합(장과 장을 연결함)은 하지 않고 근위부 결장을 말단형 스토마로 만드는 수술입니다. 이 수술은 무리하게 문합을 하였을 때 잘 낫지 않을 위험성이 높다고 판단될 경우 시행하게 됩니다. 따라서 항문이 아닌 복부에 배변을 위한 새로운 출구인 인공항문을 만들게 됩니다. 그러나 직장절제수술(마일즈 수술)과 달리, 항문과 직장 혹은 결장의 일부가 남아 있습니다.

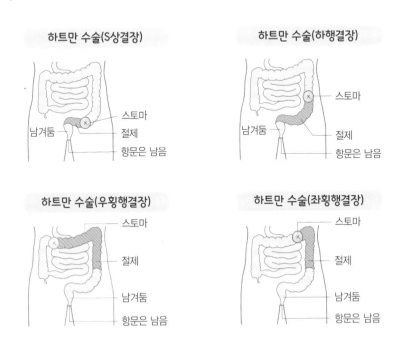

- 항문 입구와 직장을 몇 cm 정도 남깁니다.
- 항문을 남겨두었기 때문에 몇 cm 남은 장의 점막에서 정상적으로 만들어지는 백색, 또는 노란색의 점액이 때때로 항문으로 나올 수 있습니다.
- 기본적으로는 영구적 스토마지만, 경우에 따라서는 일시적 스토마가 될 수도 있습니다.
- 영구적 스토마인지 일시적 스토마인지 수술을 시행한 담당 의사에게 확인합니다.
- 질환 상태에 따라 스토마가 만들어지는 위치가 바뀝니다.

◎ 루프형 스토마(이중원통형 스토마)

루프형 스토마는 그 목적에 따라 '일시적 스토마'와 '증상 완화용 스토마' 2종류로 나눌 수 있습니다.

《 일시적 스토마 》

직장암(하부직장암)의 저위전방절제술의 경우, 종양 제거를 위해 장을 절제한 후 이를 봉합한 곳의 상처가 치유되는 동안 대변이 그 부위에 축적되어 자극을 주게 되면, 봉합 부위의 치유를 방해하는 원인으로 작용합니다. 따라서 주로 봉합 부위를 거쳐 대변이 배출되지 않고, 소장이나 횡행결장(좌우)에 일시적 스토마를 만들어 대변이 배출되도록 하여, 봉합 부위가 잘 치유될 수 있도록 돕습니다. 몇 달 후, 봉합 부위 상처가 회복되면 일시적으로 만들었던 스토마를 폐쇄시키는 복원 수술을 시행합니다. 최근에는 항문 기능을 보존하기 위해 항문 근처에 장을 연결하는 기술이 발전하여 이 수술은 급속히 증가하는 추세입니다.

수술이 어려운 대장암, 난소암이나 자궁암의 재발, 위암의 복막파종 등에 의해 장이 좁아지거나(장관협착) 막힌 경우(장폐색), 돌발성, 또는 대장 게실로 인하여 장에 구멍이 생기는 천공으로 염증을 일으킨 경우에도 증상을 완화시키기 위한 목적으로 스토마를 만듭니다. 질병 상태에 따라 스토마를 만드는 위치는 달라질 수 있습니다.

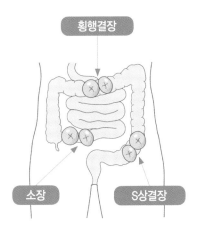

- 치료로 인하여 스토마를 만드는 장의 위치가 달라질 수 있습니다.
- 항문은 남겨둡니다.
- 항문을 남겨두기 때문에, 백색 또는 노란색 점액이 가끔 항문에서 흘러나옵니다.
- 영구적 스토마인지 일시적 스토마인지 수술을 시행한 담당 의사에게 확인합니다.

◉ 스토마를 만든 장의 위치에 따라 대변 양상이 달라집니다.

- 스토마를 만드는 위치에 따라, 스토마에서 나오는 대변 형태가 달라집니다.
- 대변 형태(묽은 변, 또는 단단한 변)에 따라 부착하는 스토마 제품이나 관리하는 방법이 바뀔 수 있습니다.
- S상결장과 하행결장 스토마는 지금까지 항문에서 배설되었던 변의 양상과 비슷한 상태인 고형의 변이 1일 약 100~200g 정도 배설됩니다.

- 횡행결장이나 상행결장 스토마에서는 1일 약 300~500mL 정도의 요거트 양상의 죽과 같은 대변이 배설됩니다.
- 소장 스토마에서는 1일 약 800mL 이상의 묽은 설사 형태의 변이 배설됩니다.
- 어느 위치에 스토마를 만들었는지에 따라 변의 양상이 달라지지만, 모든 스토마에서는 변비와 설사가 번갈아 나타날 수 있습니다. 또한 섭취한 음식에 따라서도 대변의 양상과 양이 달라집니다.

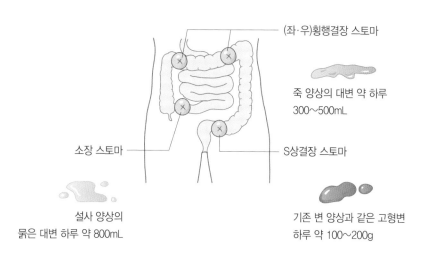

(좌·우)횡행결장 스토마

죽 양상의 대변 약 하루 300~500mL

소장 스토마

S상결장 스토마

설사 양상의 묽은 대변 하루 약 800mL

기존 변 양상과 같은 고형변 하루 약 100~200g

Question

Q 당신의 소화기 스토마 종류는 무엇입니까?

스토마의 목적	☐ 영구적	☐ 임시적	
스토마의 장 부위	☐ S상결장	☐ 하행결장	☐ 횡행결장
	☐ 상행결장	☐ 소장	
스토마의 형태	☐ 말단형(원통형)	☐ 루프형(이중원통형)	

❷ 요로 스토마의 종류

요로 스토마는 주로 방광암 등으로 방광이나 요관을 절제하여, 복부로 소변이 배출될 수 있도록 새로운 배설구를 만드는 수술입니다. 방광을 절제하기 때문에 소변을 저장하는 기능이 소실되어, 소변이 만들어지는 대로 배설하게 됩니다. 스토마는 소장의 일부인 회장을 이용하여 스토마를 만드는 회장도관 요로 스토마와 요관을 피부에 직접 연결하여 소변이 배출되도록 마드는 요관루(ureterostomy)의 두 종류가 있습니다.

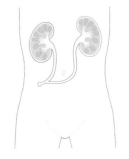

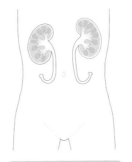

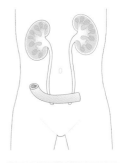

요관루조성술

(합류 요관루조성술)
한쪽 요관을 다른 쪽 요관과 봉합하여 출구가 하나인 스토마를 만듭니다.

요관루조성술

(양측 요관루조성술)
양측 요관을 좌우로 나눠, 복부에 출구가 2개인 스토마를 만듭니다.

회장도관

15~20cm의 회장 일부를 잘라 좌우 요관을 연결합니다. 장 한쪽을 폐쇄하고 다른 한쪽은 복부 바깥쪽으로 꺼내어 피부와 봉합하여 스토마를 만듭니다.

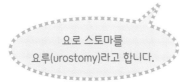

요로 스토마를
요루(urostomy)라고 합니다.

Question

Q 당신의 요로 스토마의 종류는 무엇입니까?

☐ 회장도관 요로 스토마
☐ 요관루조성술(양쪽 요관루조성술·합류 요관루조성술)

배설물(대변이나 소변) 관리

자기 의지대로 대변이나 소변 배설을 조절할 수 없기 때문에, 스토마 전용파우치 _{스토마 제품}를 복부에 붙여 관리합니다. 대변이나 소변 배설물은 스토마 파우치 _{주머니}에 모아지며, 화장실에서 처리하게 됩니다. 배설물이 배출되는 시간은 스토마 종류에 따라 달라집니다.

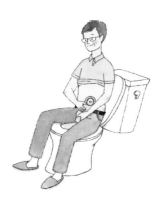

◉ 배설물을 비우는 시기

배설물이 파우치 안에 ⅓∼½정도 차면 비우도록 합니다.

배설물을 비우는 방법

1. 배설물이 넘치지 않도록 파우치 출구를 약간 들어 올린 후 폐쇄구를 개방합니다.
2. 천천히 스토마 파우치 출구를 변기 쪽으로 향하도록 기울입니다.
3. 스토마 파우치 출구를 왼손으로 쥐면서 오른손으로 천천히 파우치 전체를 눌러, 배설물을 파우치 출구로 유도합니다.

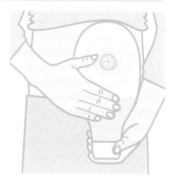

후속 처리

1. 스토마 파우치 출구를 화장지로 감싸듯 누르며 닦습니다. 파우치 속까지 깨끗이 닦을 필요는 없습니다.

2. 스토마 파우치 출구를 닫습니다. 파우치를 닫는 방법은 제조회사에 따라 다르기 때문에 사용방법을 따르도록 합니다.

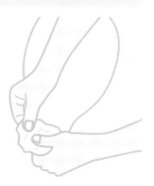

> 배설물을 비울 때, 탈취 윤활제를 파우치 안에 넣어두면, 배설물(대변)이 파우치에 달라붙지 않아 비우기가 쉽고, 냄새 걱정도 없습니다.

⊙ 요로 스토마의 배설 처리

요로 스토마의 배설구는 제조회사마다 다르지만, 수도꼭지 형태의 배출구가 붙어있는 파우치와 뚜껑(cap)을 닫는 종류가 있습니다. 남성일 경우, 스토마를 만들기 전과 마찬가지로 '바지 앞 지퍼부분'에서 파우치의 배출구를 꺼내 소변을 비울 수 있습니다.

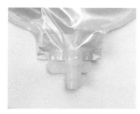  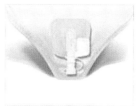

◉ 배설물을 비우는 자세

배설물을 비울 때는 몇 가지 형태의 자세를 취할 수 있습니다. 화장실 상황에 따라 다르지만 배설물을 비우기 쉬운 자세를 취합니다.

좌변기를 이용할 경우

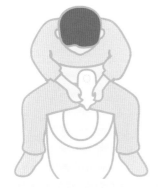

평상시보다 안쪽에 앉는다.

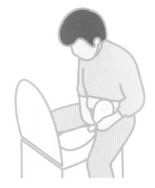

좌변기를 마주 보듯 앉는다.

일반 화장실을 이용할 경우

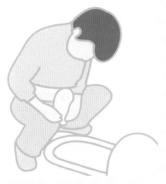

평상시처럼 쭈그리고 앉는다.

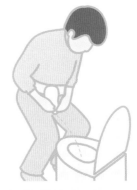

변기를 향해 몸을 구부린다
(요로 스토마의 경우).

PART
2

스토마 관리

스토마 제품은 다양하며, 각각의 특징이 있습니다.
또한 스토마 제품 이외에 피부 간호를 위한 제품도 매우 다양합니다.
이 장에서는 평상시 스토마의 관리 방법과 다양한 제품의 사용 방법
을 설명합니다.

PART
②

스토마 제품의 선택

현재, 스토마 제품의 종류는 매우 다양합니다.

신발을 선택할 때 용도나 크기를 맞추는 것과 같이, 스토마 제품도 스토마에 적합한 형태와 크기를 선택해야 합니다. 당신의 스토마에 적합한 제품을 선택하기 위해서는 다양한 스토마 제품의 종류와 특징에 대해 알아야 합니다.

◉ 스토마 제품은 피부보호판과 스토마 파우치, 즉 주머니로 구성되어 있습니다.

시판 중인 스토마 제품은 방수·방취효과를 가지고 있습니다. 스토마 제품은 피부보호판과 스토마 파우치로 구성되어, 2개의 연결부위 부분을 플랜지(flange, 접합부)라고 합니다.

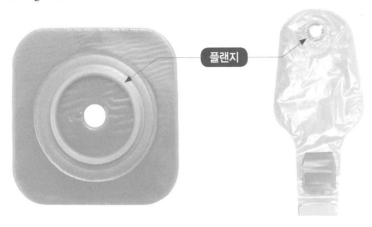

플랜지

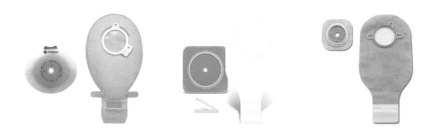

◉ 피부보호판의 역할

피부보호판은 신체에 직접 부착하고, 스토마 파우치를 붙이는 부분입니다. 피부보호판은 피부를 보호하는 성분(피부보호제)으로 만들어져 있어, 다음과 같은 작용으로 피부를 배설물 자극으로부터 보호합니다.

1. 피부에 배설물이 닿지 않도록 피부에 부착시킨다.
2. 땀이나 배설물의 수분을 흡수한다.
3. 배설물 자극을 완화시킨다.
4. 피부에 세균을 증식시키지 않는다.

※ 피부보호제로 만들어지지 않은 제품(개인이 만든 기구, 접착제만으로 만들어진 기구 등)은 상기와 같은 작용이 없습니다.

◉ 스토마 파우치의 역할

스토마 파우치는 배설물을 수집하는 주머니입니다. 보호판에 붙여서 사용합니다. 파우치 크기는 종류에 따라 다르지만, 배설물을 어느 정도 담아놓을 수 있습니다. 파우치에 배설물이 일정 수준까지 채워지면 그 파우치의 팽창 정도나 무게감으로 배설물을 비우는 타이밍을 알 수 있습니다.

즉, 스토마 파우치는 소화기 스토마에서는 대변이 저장되는 직장, 요로 스토마에서는 소변을 저장시키는 방광역할을 하게 됩니다.

① 원피스 제품과 투피스 제품의 차이점

스토마 관리를 위한 제품은 피부보호판과 파우치가 일체로 구성된 원
피스(일체형) 형태와 피부보호판과 파우치가 분리되어 있는 투피스
(분리형) 형태로 분류됩니다.

◉ 원피스(일체형) 제품

원피스(일체형) 제품 피부보호판과 스토마
파우치가 하나로 이루어진 형태의 기구입
니다.

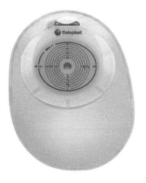
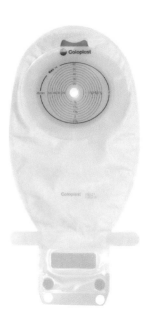

장점	• 조작이 간단하다.
	• 일반적으로 피부보호판이 부드러워 피부 부착 시 딱딱한 감이 없다.
	• 스토마 파우치가 피부보호판과 붙어있어 분리될 염려가 없다.

| 단점 | • 스토마 파우치와 일체화되어 있어서, 투피스(분리형) 제품에 비해 스토마에 맞춰 붙이기 어렵다. |

⊚ 투피스(분리형) 제품

투피스(분리형) 제품은 피부보호판과 스토마 파우치가 분리되는 형태의
제품입니다.

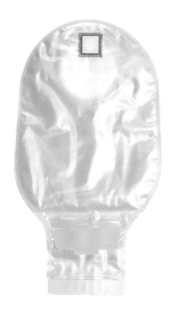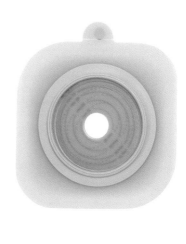

장점
- 피부보호판을 부착한 채, 스토마 파우치만 교환할 수 있다.
- 용도에 따라 파우치 종류를 변경할 수 있다.
- 피부보호판만 부착할 수 있어, 스토마에 맞춰 쉽게 붙일 수 있다.
- 원피스(일체형) 제품에 비해 피부와의 접착력이 좋다.

단점
- 피부보호판과 맞추어 정확하게 끼우지 않으면, 스토마 파우치가 분리될
  수 있다.
- 원피스(일체형) 제품에 비해 비용이 비싸다.

❷ 투피스(분리형) 제품의 플랜지는 3종류가 있다.

투피스(분리형) 제품은 원피스(일체형) 제품과 달리 피부보호판에 스토파 파우치를 맞추어 끼울 수 있는 플랜지(접합부)가 있으며, 플랜지 종류는 크게 3가지가 있습니다.

1 고정형 안정성이 좋다 ▶

- 피부보호판에 플랜지가 고정되어 있어, 복부에 부착한 피부보호판에 파우치를 끼울 때 복부에 힘을 주며 플랜지를 누르면서 끼워 넣습니다.
- 피부보호판이 구부러지면 스토마 파우치가 피부보호판과 분리되는 경우가 간혹 있습니다.

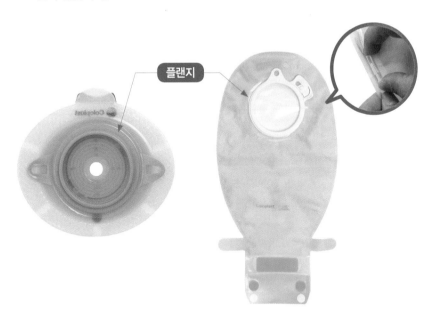

플랜지

2 점착형 복부착용감이 가볍다

- 점착성 씰(seal)로 파우치가 테이프 형태로 피부보호판에 붙어 스토마 파우치를 고정합니다.
- 피부보호판에 테이프처럼 파우치를 붙일 때 주름이 생겨 배설물이 새어나오지 않도록 잘 부착시키는 요령이 필요합니다.
- 고정형에 비해 복부착용감이 가볍습니다.

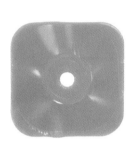
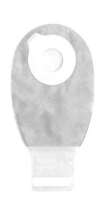

3 부동형 잘 빠지지 않는다

- 플랜지가 피부보호판으로부터 들떠 있어 플랜지와 보호판 사이에 손가락을 넣을 수 있기 때문에, 복부에 힘을 주거나 파우칭을 끼우기 위해 복부를 누르지 않으면서 끼워 넣을 수 있습니다.
- 복부 모양이 움직임에 따라 변화해도 고정형보다 스토마 파우치가 잘 빠지지 않아 안전합니다.

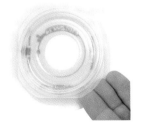
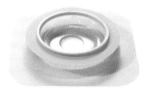

❸ 피부보호판 선택 시 5가지 주요사항

피부보호판의 종류는 매우 많습니다.

제조회사에 따라 다양한 제품이 출시되었으나, 공통적으로 피부보호판을 선택할 때 알아둘 사항은 다음과 같습니다.

1. 피부보호판 교체 간격
2. 피부보호판을 오려내는 방법
3. 모양
4. 피부보호판의 구조
5. 피부보호판의 부드러움

1 피부보호판 교체 간격

피부보호판의 교체 간격에 따라 피부보호판은 크게 단기, 중기, 장기의 3가지로 나누어지며, 교체 간격이 길어질수록 피부보호판의 점착력(피부보호판이 피부에 접착되는 힘)이 강해집니다.

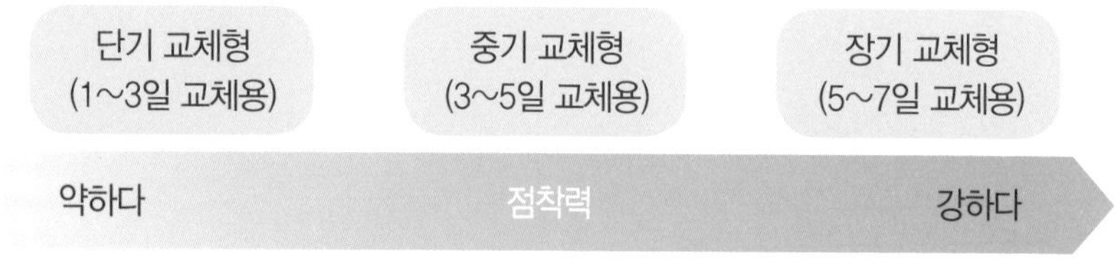

단기 교체형 (1~3일 교체용)	중기 교체형 (3~5일 교체용)	장기 교체형 (5~7일 교체용)

약하다	점착력	강하다

다만, 위 그림은 어디까지나 제품의 교체 간격 기준에 지나지 않습니다. 아무리 점착력이 강한 제품일지라도 예정된 시기에 제품 교체가 시행되지 않는 경우가 있습니다. 따라서 스토마 상태에 적합한 피부보호판을 선택하는 것이 중요합니다.

2 피부보호판을 오려내는 방법에 따른 분류

피부보호판을 오려내어 구멍을 만드는 방법에는 3종류가 있습니다.

컷투핏(Cut to fit)

스토마 모양이나 크기에 맞추어 가위로
오려내어 구멍을 만듭니다.

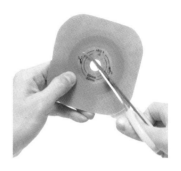

프리컷(Precut)

피부보호판이 미리 오려져 있어, 가위로
구멍을 만들 필요가 없습니다. 오려진 크
기가 다양하기 때문에 본인의 스토마에
알맞은 크기의 피부보호판을 선택합니다.

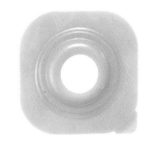

몰더블(Moldable)

타원형이나 루프형과 같이 모양이 일정하
지 않은 스토마의 경우, 손가락을 이용하
여 스토마 모양과 크기에 맞추어 구멍을
변형시킬 수 있습니다. 다만, 스토마의 높
이가 낮을 경우, 적합하지 않을 수도 있습
니다.

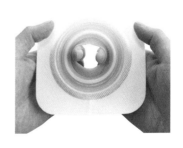

3 피부보호판의 피부 접촉면 형태에 따른 분류

피부보호판 뒷면인, 피부에 접촉하는 부분의 형태가 편평한 평면형과 중심이 볼록(凸)하게 돌출된 함몰형으로 분류됩니다.

평면형

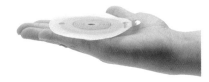

함몰형

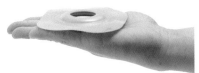

함몰형 피부보호판의 사용은
- 스토마의 주위 피부에 깊은 주름이 있는 경우
- 스토마의 높이가 낮거나 피부와 같은 높이, 또는 피부보다 낮은 경우 등입니다.

4 피부보호판 구성물에 따른 분류

전체 피부보호제형

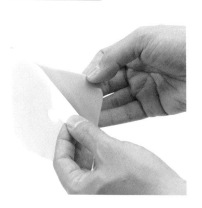

테이프 부착 피부보호제형

점착테이프

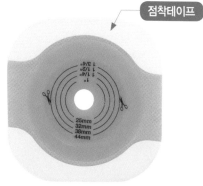

피부보호판 전체가 피부보호제로 만들어진 것(전체 피부보호제형)과 중심이 피부보호제이고, 주위에 점착테이프가 붙어있는 것(테이프부착 피부보호제형)으로 나뉩니다. 전체 피부보호제형과 비교하면, 테이프 부착 피부보호제형이 피부와의 밀착성은 좋지만, 테이프로 인하여 염증을 유발할 수 있습니다. 최근에는 전체 피부보호제형이면서도 밀착성이 좋은 보호판이 개발되고 있습니다.

5 피부보호판의 유연성

피부보호판의 유연성 정도는 보호판의 두께나 함몰형 피부보호판에 사용되는 제제(예: 플라스틱 사용 여부 등)에 따라 영향을 받습니다. 따라서 명확하게 구분할 수 없지만, 일반적으로 원피스 제품의 경우 유연성이 좋아 부드럽고, 투피스 형태의 경우 딱딱합니다. 피부보호판의 형태가 평면형인 경우 유연하고 부드러우며, 함몰형은 딱딱합니다. 스토마 상태에 따라 사용하게 되는 제품의 유연성 정도가 달라집니다.

유연성이 높은 부드러운 피부보호판이 적합한 경우

- 스토마가 뼈(장골 등) 근처에 위치할 때
- 탈장 등으로 복부가 둥글게 돌출되어 있을 때 등

딱딱한 피부보호판이 적합한 경우

- 스토마 주위에 얕은 주름이 많은 경우
- 복부가 부드럽고, 스토마 주변 복부의 뱃살이 쳐진 경우 등

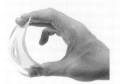

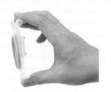

❹ 스토마 파우치의 선택

◎ 스토마 파우치 색상

투명한 파우치의 경우, 스토마 상태나 배설물을 쉽게 관찰할 수 있습니다.
파우치 내의 배설물을 노출시키고 싶지 않을 때, 피부색과 같은 불투명의
파우치를 사용하면 배설물이 외부에서 보이지 않습니다.

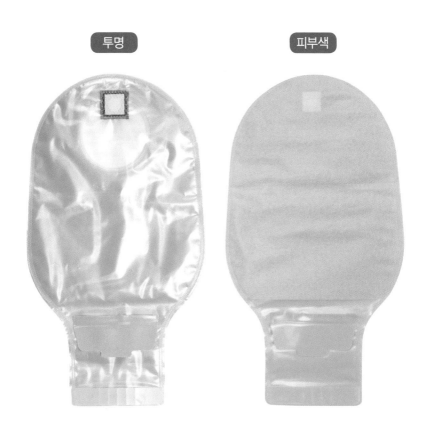

투명   피부색

◎ 소화기 스토마의 파우치

《 결장 스토마용 파우치 》

딱딱한 변도 배출하기 쉽게 출구가 큰
형태입니다.

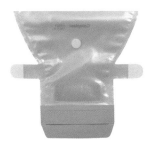

스토마 파우치 배출 입구는 모든 제조사가 접어서, 말아 올린 다음
벨크로(찍찍이)를 이용하여 입구를 폐쇄하는 형태로 만들어져 있
으며, 손의 감각으로 밀폐 여부를 확인할 수 있습니다. 또한 배출
구 입구가 넓은 것 등 다양한 종류가 있습니다.

《 소장 스토마용 파우치 》

용량이 크고, 묽은 형태의 변도 쉽고, 간
단하게 배출할 수 있도록 마개를 이용한
캡 방식으로 만들어졌습니다.

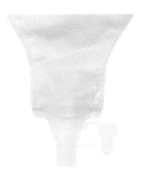

◀ 요로 스토마용 파우치 ▶

요로 스토마 파우치는 일단 파우치에 배출된 소변은 스토마로 역류되지 않도록 역류방지 밸브가 파우치 내에 있습니다.

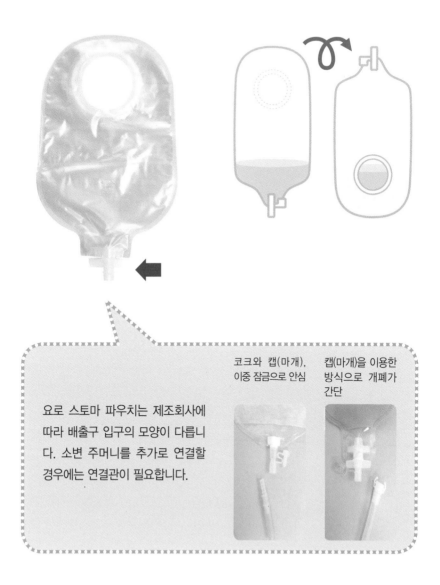

요로 스토마 파우치는 제조회사에 따라 배출구 입구의 모양이 다릅니다. 소변 주머니를 추가로 연결할 경우에는 연결관이 필요합니다.

코크와 캡(마개), 이중 잠금으로 안심

캡(마개)을 이용한 방식으로 개폐가 간단

⑤ 그 외 스토마 제품

◉ 소변 백(bag)

요로 스토마에서는 야간에 충분한 수면을 취하고 싶을 때, 업무 중이거나 여행 시 자주 화장실에 갈 수 없을 때, 스토마 파우치 용량보다 큰 대용량의 소변 백(bag)을 스토마 파우치에 연결하여 장시간 동안 사용할 수 있는데, 파우치의 용량은 2L입니다.

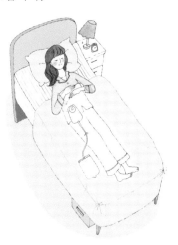

◉ 레그 백(Leg bag)

낮 동안 화장실에 갈 수 없을 때, 레그 백이라는 소변 주머니를 전용 밴드와 연결하여 외부에 보이지 않도록 의복 안의 다리에 고정한 다음 사용할 수 있습니다. 용량은 350~900mL 정도까지 있으며, 용도에 맞게 선택할 수 있습니다.

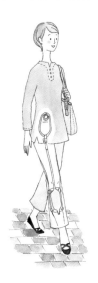

◉ 피부보호제 사용

스토마 주위에 주름이나 패인 부위가 생겨 배설물이 누출되는 경우, 스토마 제품의 부착 여부와 본인 스토마에 적합한 제품인지를 확인해야 합니다.

만약 적절하다고 판단된 제품을 사용하고 있음에도 불구하고, 매번 같은 부위에서 배설물 누출이 발생할 경우, 파우칭 시 누출되었던 부분에 도우넛 모양(ring shape)의 피부보호제를 1/4로 잘라내어 붙이거나 막대 모양의 (plate shape) 피부보호제, 또는 말랑말랑한 반죽(pasty) 형태의 피부보호제 등을 주름이나 패인 부분에 채운 후, 제품을 부착시키면 됩니다.

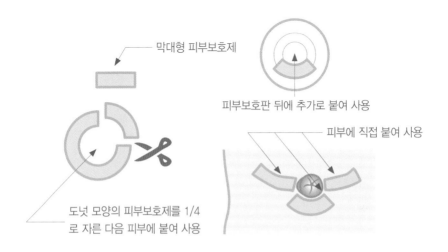

막대형 피부보호제

피부보호판 뒤에 추가로 붙여 사용

피부에 직접 붙여 사용

도넛 모양의 피부보호제를 1/4로 자른 다음 피부에 붙여 사용

⊙ 스토마 벨트를 착용하여 복부에 밀착

스토마 벨트를 착용하면, 피부보호판과 파우치와의 밀착성이 좋아져 스토마 파우치가 잘 분리되지 않아 고정이 용이해집니다. 또한 피부보호판과 접착된 피부와의 밀착성을 높여 배설물의 누출을 방지할 수 있습니다. 각 제조사에서 전용 벨트를 판매하고 있어 사용하고 있는 제품의 제조사를 확인 후, 구입할 수 있습니다.

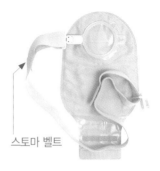

스토마 벨트

②

스토마 관리를 위한 제품 교환 순서

스토마 유형에 따라 제품의 교환주기가 다를 수 있지만, 제품 교환 순서는
동일합니다.

1 제품 교체에 필요한 물품을 준비한다.

제품 교체는 욕실을 이용하는 것이 좋습니다.

┌─ 욕실에 준비할 것 ─┐
- 손세정제
- 박리제(▶ 48p)
- 비닐 봉투(쓰레기 봉투)
- 화장지, 종이 타월 등

┌─ 탈의실에 준비할 것 ─┐
- 교체용 스토마 제품(피부보호판,
  스토마 파우치, 보강용 피부보호
  제 등)
- 화장지, 종이 타월 등

포인트!
- 교체할 스토마 제품에 수분이 닿게 되면 피부에 밀착되지 않습니다.
- 습기나 물방울이 묻지 않도록 탈의실에 준비해 놓습니다.

2 교체할 새로운 제품들을 준비한다.

샤워나 목욕 후 바로 착용할 수 있도록, 입욕 전에 새로운 제품을 탈의실에 준비해 놓습니다. 스토마 상태나 사용하는 제품에 따라 다음과 같은 준비가 필요합니다.

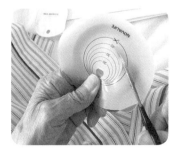

a. 피부보호판을 오려둔다.
피부보호판을 스토마 크기에 맞게 오려 둡니다.

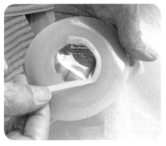

b. 피부보호판을 보강한다.
필요에 따라 말랑한 튜브형의 피부보호제나 막대형, 또는 도우넛형 피부보호제 등으로 피부보호판에 붙이거나 복부의 패인 곳에 붙여 채웁니다(▶40p).

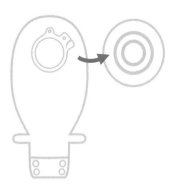

c. (투피스 제품의 경우) 피부보호판과 스토마 파우치를 복부에 부착 전에 미리 끼워 둘 수 있습니다.
피부보호판과 스토마 파우치가 단단히 끼워졌는지 확인한 후 부착합니다. 미리 끼워 놓은 다음에 부착하면, 부착 도중에 스토마에서 갑자기 나올 수 있는 배설물을 파우치에 바로 받을 수 있기 때문에 파우칭 교환이 쉬워집니다.

3 복부에 부착되어 있는 파우치를 떼어낸다.

욕실에서 부착되어 있는 제품을 제거합니다.

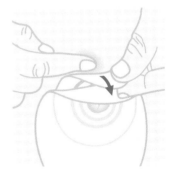

피부보호판을 떼어낸다.

제거제(▶48p)를 사용하여 보호판과 피부
접착면을 양 손가락을 이용하여, 천천히
누르면서 부드럽게 피부보호판을 떼어냅
니다.

주의사항!

피부접착면으로부터 피부보호판을 한 번에 잡아당기면서 떼어내지 않습니다
(피부자극으로 통증을 유발할 수 있다)(▶51p).

4 스토마 주위의 피부를 씻는다.

스토마 주위의 피부를 씻어 청결하게 합니다.

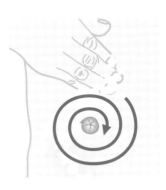

a. 비누로 스토마 주위의 피부를 씻는다.
비누거품을 충분히 만들어, 스토마에서 먼
부분부터 시작하여 스토마를 향해 부드럽
게 씻어낼 수 있으며, 수돗물을 이용하여
가볍게 세척할 수도 있습니다.

주의사항!

장루 주변의 피부를 씻을 때는 강하게 문지르며 닦아내지 않습니다(▶51p).

b. 수분을 닦아낸다.

화장지나 종이 타월 등을 이용하여 스토마를 감싸듯 가볍게 눌러서 물기를 제거합니다. 이때, 피부를 세게 문지르지 않도록 주의합니다.

알아두기!

> 피부세정 후 피부보호제의 점착제가 피부에 남아 끈적일 경우, 억지로 떼어내어 제거하지 않고 화장지나 종이타월, 수건 등으로 제거하거나 제거제(remover)를 사용합니다.

5 교체를 위해 준비한 제품을 붙인다.

2(▶42p)에서 준비한 스토마 제품을 복부에 부착합니다.

a. 스토마 주위의 피부를 당겨 부착 피부에 주름이 잡히지 않고 편평해지도록 한다.

제품을 붙일 때는 복부의 피부를 부드럽게 당겨 주름이 없어지도록 합니다. 주름이 있는 상태에서 제품을 부착한 경우, 주름 사이로 변이 샐 수 있습니다. 부착 주변 복부 피부의 주름을 제거하는 방법은 사람마다 달라서, 아래 사항을 참고하여 자신에게 맞는 최적의 방법을 적용합니다.

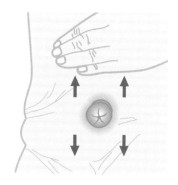

- 일어서서 자세를 바로 하여 붙인다.
- 의자 등받이에 기대어 복부를 편다.
- 손으로 피부를 가볍게 당겨 주름을 편다.

b. **피부보호판을 부착한다.**

잘라낸 피부보호판의 뒷면의 필름
이나 종이 테이프를 제거한 후, 스토
마에 붙입니다. 복부에 부착 시 스토
마 주위 피부와 점착된 피부보호판
가장자리 부분을 눌러 피부에 밀착
시켜 붙이면 보다 효과적으로 배설
물 누출을 방지할 수 있습니다.

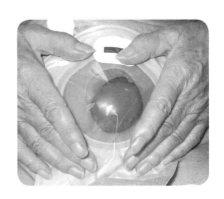

투피스 제품의 경우, 피부보호판
부착 후 주머니를 맞추어 끼우기
어려울 시 피부보호판과 파우치를
미리 끼워 맞춘 후 부착하면 배설
물을 주변 피부와 의복에 묻히지
않고 착용시킬 수 있습니다.

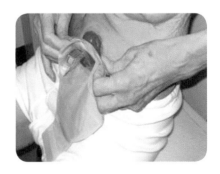

완료!

PART

2

제품 교체 시 주의사항

기본적인 파우칭 시스템 교환방법을 순서에 따라 진행하고, 더불어 스토마 유형에 따른 차이점이나 제거제 사용법을 알아두도록 합니다.

◉ 윤활·탈취제를 활용한다.

결장 스토마의 경우, 파우치 안에 윤활·탈취제를 소량 넣어두면 변이 파우치에 붙지 않고 처리하기 쉬워집니다. 윤활·탈취제는 5mL 정도 주입한 후, 파우치를 가볍게 비벼서 전체에 고루 퍼지도록 합니다. 또한 파우칭 시스템 교환 시뿐만 아니라, 배설물을 처리할 때마다 배출 입구를 통해 주입해두면 효과가 지속됩니다.

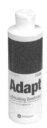

◉ 요로 스토마의 제품 교체 시 소변이 피부보호판 부착 부위에 닿지 않도록 한다.

요로 스토마의 경우, 배설되는 소변에 의해 피부보호판이 피부에 부착되지 않고 떨어질 수 있습니다. 제품 교체 시에는 작게 접은 종이타월로 소변을 흡수시켜 피부를 건조시키며, 소변 배출이 없는 타이밍에 신속하게 제품을 부착합니다.

◉ 탈취 필터

소장과 대장으로 만든 소화기 스토마의 경우, 파우치 상부에는 탈취 필터가 붙어 있어 파우치의 내부 가스가 자연스럽게 탈취되며 빠지게 됩니다. 그러나 탈취 필터의 배기구가 작기 때문에 가스가 다량으로 배설된 경우, 파우치 내부에 가스가 가득 찰 수 있습니다.

또한 파우칭 시스템 교체 후 2~3일 정도 지나면, 대변에 포함된 수분으로 인해 탈취 필터가 막힐 수 있습니다. 탈취 필터가 막히면 가스가 빠지지 않아 파우치 내부에 가스가 차거나, 탈취 효과가 감소하여 필터로 냄새가 새어 나올 수 있습니다. 파우치 속에 가득 찬 가스가 저절로 빠지기를 기다리는 데 시간이 걸릴 뿐 아니라, 파우치가 유지되지 않고 터질 수도 있으므로, 이런 경우에는 파우치의 배출구를 열어서 가스를 제거합니다.

반대로, 스토마에서 장내 가스(방귀)가 잘 나오지 않는 경우에는, 파우치 속 가스가 지나치게 빠져 주머니가 압착되어 진공 상태가 되면서 배설물이 파우치의 상부에서 하부로 내려오지 않고, 스토마 주변에 머물러 있는 경우가 있습니다. 이런 경우에는, 탈취 필터 상부에 위치한 배기구를 스티커 형태의 전용 막음(seal) 테이프로 막아놓으면 도움이 됩니다. 막음 테이프로 막아놓으면 파우치 내의 가스가 모두 빠져 나가지 않고, 가스 일부가 파우치 내에 남아있기 때문에, 변이 하부로 떨어지게 됩니다.

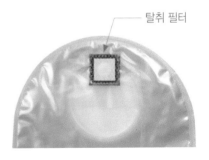

탈취 필터

> **알아두기!**
>
> 투피스 제품의 경우, 파우치만 단기간에 교체하면 탈취 필터 기능을 유지할 수 있습니다.

PART
②

제거제(remover) 종류와 사용법

피부보호판은 접착제로 피부와 밀착되어 있기 때문에, 억지로 벗기면 피부가 손상될 수 있습니다. 보호판을 쉽게 뗄 수 있게 하는 제거제는 피부에 문지르면서 제거하는 코튼 타입, 스프레이 타입이 있으며 기능별 큰 차이가 없으므로, 사용하기 편리한 것으로 선택합니다. 각각 알코올성 및 비알코올성 제품으로 구분되고, 일반적으로 비알코올성 제품이 피부에 자극이 적어 피부가 민감하고 염증이 빈번하게 발생하는 분에게 좋습니다.

코튼 타입의 제거제

코튼 타입은 피부와 피부보호판 사이에 코튼을 넣어 제거제가 스며들도록 합니다. 피부보호판을 제거 후, 피부에 끈적임이 있는 경우, 피부에 남아 있는 잔여물까지 간단하게 제거할 수 있으며, 소형이기 때문에 휴대가 간편합니다.

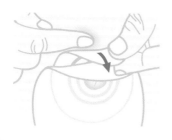

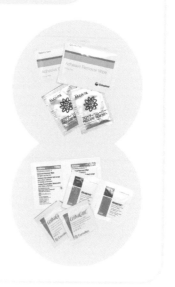

스프레이 타입의 제거제

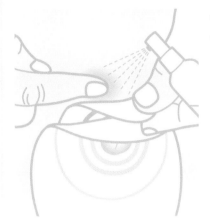

스프레이 타입은 피부와 피부보호판 사이에 분사하여 사용합니다.

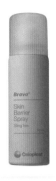 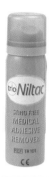

PART

제품 교체 시의 피부간호

피부보호판의 지속적인 부착과 배설물로 인하여, 제품을 교체할 때 스토마 주위 피부를 닦아내야 합니다.

제품을 교체할 때는, 수돗물이나 일반적으로 사용하는 피부 클렌저로 깨끗하게 닦아냅니다.

◎ 피부간호를 위해 알아둘 사항: '깨끗하고 부드럽게 닦아내기'

스토마 주변의 피부를 세정할 때는 약산성의 비누나 피부 클렌저를 사용하여 부드럽고 깨끗하게 닦아냅니다. 고형의 비누나 '약산성'으로 표시되지 않는 액상 비누는 알칼리성으로, 이는 피부 세정에 효과적이긴 하지만, 피부의 지방이나 수분을 제거합니다. 따라서 스토마 주위 피부가 건조해지기 쉬울 때에 이러한 종류의 비누 사용을 자제하고, '약산성'으로 표시된 액상 비누나 보습제가 들어있는 클렌저를 사용합니다.

◉ 스토마 주변 피부간호 시 주의할 점!

다음은 스토마 주변 피부간호 시 피부가 손상되었던 사례입니다. 잘못된 피부간호로 인하여 주변 피부가 손상되는 경우가 적지 않기 때문에 주의하도록 합니다.

> Question
>
> **Q** "파우칭 시스템 교환 시 피부에 접착되어 있던 피부보호판을 한 번에 잡아당기며 떼어냅니다."
>
> **A** 피부보호판이 피부와 부착되어 있던 부분에 부담이 가지 않게 부드럽게 떼어냅니다.

제품을 세게 잡아당겨 떼어내면, 접착되어 있던 피부도 자극되면서, 피부 상층이 함께 벗겨져 염증을 유발하는 원인이 됩니다. 그로 인하여 피부가 딱딱하고 건조해집니다. 따라서 제품을 피부접착면으로부터 제거할 때는 피부에 부담이 가지 않도록 제거제를 사용합니다(▶48p).

> Question
>
> **Q** "스토마 주위를 세정할 때는, 쓱쓱 문질러 깨끗이 합니다."
>
> **A** 피부가 손상되기 때문에 주변 피부를 문지르지 않습니다.

스토마에는 항상 제품이 부착되어 있기 때문에 이를 제거하고 씻을 때, 해방감으로 인해 쓱쓱 문질러 닦아내고 싶어 하는 마음을 충분히 이해합니다. 그러나 거친 때타월이나 샤워 타월, 손톱으로 피부를 강하게 문지르면 피부의 수분이나 보호성분이 사라져, 다양한 자극에 의해 피부가 쉽게 손상되어 염증을 일으키게 됩니다. 오랫동안 건강한 피부를 유지하기 위해서는 피부를 문지르지 않고, 부드럽게 닦아내야 합니다.

Q "스토마에 세균이 침입하지 않도록, 소독하는 것이 좋을까요?"

A 스토마 관리에서 소독은 필요하지 않습니다.

스토마를 관리할 때, 소독액을 사용하거나 살균작용을 가진 비누로 세정할 필요가 없습니다. 이들 성분은 오히려 스토마나 피부를 자극하여 염증을 유발하고 피부염의 원인으로 작용합니다. 약산성의 액상 비누나 피부 클렌저만으로 닦아내는 것만으로도 피부를 충분히 깨끗하고 건강하게 유지할 수 있습니다.

Q "피부에 염증이 생겼을 때 약을 도포해도 될까요?"

A 염증의 원인을 찾아 제거하는 것이 우선입니다.

피부에 염증이 생기는 원인의 대다수는 앞서 다루었던 잘못된 피부간호 방법이나 사용하는 제품이 스토마에 적합하지 않아서 발생합니다(▶95p). 기본적으로 원인을 제거하면 치유되므로, 대부분의 경우 약을 사용할 필요는 없습니다. 드물게 세균감염으로 인한 피부염 등에는 약이 필요한 경우도 있지만, 본인 판단으로 시판 약제를 사용하다가 염증이 더욱 악화될 수도 있습니다. 또한 연고의 경우에는 피부보호판의 접착력을 약화시켜, 배설물로 인한 피부 염증을 확대시킬 수도 있습니다. 염증이 낫지 않을 때는 병원에 방문하여 장루간호사나 의사와 상담하여 치료하도록 합니다.

Q "스토마 주위 피부를 일광욕이나 전기요법으로 건강하게 만들고 싶습니다."

A 오히려 피부가 손상을 입어 염증의 원인이 되므로 해서는 안 됩니다.

스토마 주변의 피부에 일광욕이나 전기치료를 한다고 해서 피부가 건강해지지 않습니다. 오히려 자외선에 의해 화상 자국처럼 염증이 생길 수 있으니 자제하도록 합니다.

Q "제품 제거를 위해 피부보호판 제거 후 세척한 다음, 스토마 주변 피부를 드라이기로 말리기도 합니다."

A 피부가 건조해져, 쉽게 염증을 초래할 수 있으므로 금합니다.

스토마 주위의 피부에 수분이 남아 있으면 피부보호판이 잘 붙지 않으므로, 세정 후 피부의 수분을 충분히 제거합니다. 그러나 드라이기를 이용하여 피부를 말리는 것은 피부에 과도한 건조를 초래하기 때문에 피하도록 합니다. 종이 타월이나 물티슈, 키친타월 등으로 부드럽게 수분을 닦아내는 것만으로 충분합니다.

Question

Q "스토마 제품을 가능한 오래 부착하고 있습니다.
/ 스토마 주머니와 피부보호판을 매일 교체하고 있습니다."

A 피부 상태에 적합한 피부보호제 사용과 적절한 교체 간격이 중
요합니다. 지나치게 오랫동안 유지하거나 자주 교체하는 것도
좋지 않습니다.

부착 예정 기간보다 오랫동안(2일 정도 이상) 부착하고 있으면, 피부보호
판의 피부보호 작용이나 피부와의 접착률이 저하되면서 피부가 손상되거
나, 예상치 못하게 피부보호판이 피부에서 떨어지면서 배설물이 누출되는
등의 상황이 발생할 수 있습니다.

이와는 반대로, 매일 또는 배설물을 비울 때마다 부착하고 있던 제품을
지나치게 자주 교체하면, 피부보호판을 제거하면서 발생하는 자극으로 피
부에 손상을 주게 됩니다. 본인의 피부상태에 맞는 피부보호제를 사용하
고, 적당한 간격을 두고 교체하는 것이 좋습니다.

Question

Q "배설물이 새지 않도록 피부보호판 주위에 테이프를 붙이고 있습
니다."

A 테이프를 이용하여 추가로 고정하기보다는, 우선 사용하고 있는
제품을 변경해야 할지를 검토합니다.

피부보호판 가장자리가 피부에 접착되지 않고 들떠 있거나, 과거 배설물
누출을 경험한 사람은 누출에 대한 걱정 때문에 접착테이프를 붙이려고
합니다. 그러나 테이프는 피부 보호작용이 없고, 접착력이 강한 테이프를
사용하면 떼어낼 때 피부가 손상될 수 있습니다. 배설물 누출이나 피부보
호판이 자주 벗겨질 경우, 사용하는 제품이 스토마나 본인의 복부 형태에
맞지 않을 수도 있기 때문에 의료진과 상담해야 합니다.

Q "스토마 파우치를 세척해도 괜찮을까요?"

A 방취·방수기능이 손상받기 때문에 씻지 마십시오.

스토마 주머니 안에 배설물이 담겨 있었기 때문에 깨끗하게 씻고 싶다는 생각을 하게 됩니다. 그러나 파우치의 내부를 씻게 되면, 스토마 파우치의 방취·방수기능이 손상될 수 있습니다. 현재 판매하고 있는 파우치 제품은 세척이 불필요하다는 전제하에 제작됩니다. 그러므로 세척은 주머니를 손상시킬 수 있고, 배설물과 냄새 누출의 원인으로 작용합니다. 따라서 이와 같이 세척으로 인하여 발생하는 상기 문제점들은 제조회사의 보장 대상 범위에 포함되지 않습니다.

Q "스토마 제품 교체 시마다 스토마의 크기를 측정하는 것이 불편합니다."

A 교체할 때마다 측정할 필요는 없습니다.

수술 후 일정 기간 동안은 스토마 크기가 점차 작아지기 때문에 스토마 사이즈를 측정하여야 합니다. "집에서도 교체할 때마다 측정해야 하나요?"라는 질문을 받기도 합니다. 수술 후 2~3개월 정도 지나면, 스토마의 붓기가 감소하고, 크기도 안정되어 기구를 교체할 때마다 측정할 필요는 없습니다. 체중의 증감 등으로 스토마 사이즈가 변했다는 느낌이 들 때는, 구입한 기구에 붙어있는 종이 게이지(▶ 다음 페이지)를 이용하여 피부보호판의 구멍 크기를 조절하십시오.

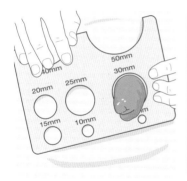 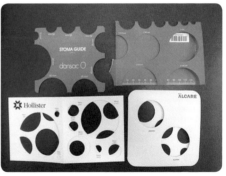

피부보호판의 구멍 크기 기준은 스토마와 피부 경계로부터 약 2~3mm 정도 큰 사이즈입니다. 예를 들면, 스토마의 크기가 세로 30mm×가로 30mm일 경우, 피부보호판의 구멍을 35mm 정도로 하면 적당합니다.

피부보호판의 구멍이 너무 크면 배설물이 피부에 닿아 손상을 가할 수 있으며, 너무 작으면 스토마 점막이 피부보호판에 의해 손상받거나 배설물 누출, 궤양의 원인이 되므로(▶100p) 주의해야 합니다.

사용한 스토마 제품을 처리하는 방법

● 스토마 파우치에 수집된 배설물을 변기에 조심스레 흘려보냅니다.
● 파우치를 작게 접은 후 신문지나 불투명한 비닐봉지에 싸서 내용물이 보이지 않게 합니다.

장세척

장세척이란 스토마에 관장과 같은 방법을 이용하여 600~800mL의 미온수를 주입하여 배변시키는 방법입니다.

장점은, 정기적으로 배변할 수 있도록 하여 언제 변이 나올지 알 수 없는 불안감을 감소시킬 수 있다는 점입니다. 하지만, 시행 시간이 다소 길고(1시간 정도), 장세척 방법을 습득하는 게 어렵다는 단점도 있습니다.

◉ 장세척 적응증과 주의사항

모든 스토마에서 장세척이 가능하지는 않습니다. S상결장 스토마(또는 하행결장 스토마)를 보유한 경우에 장세척이 유효합니다. 질병과 치료 상태, 심장질환, 간질환, 고령자 등 본인 상태에 따라 장세척 시행이 부담이 될 수 있으므로, 반드시 의사와 상담을 해야 합니다.

장세척은 식사 시간에 영향을 받지 않도록 식전 혹은 식후 4시간 후에 실시합니다. 매일 시행할 수 있다면 배변 조절이 가능하기 때문에 파우칭 시스템 부착이 불필요하지만, 스토마 점막을 보호하기 위한 목적이거나, 목욕과 같은 일상생활을 위해 눈에 띄지 않는 소형파우치(▶61p)를 부착할 수 있습니다.

또한, 부득이한 사정으로 장세척을 유지할 수 없을 경우에는 기존과 같은 방법으로 파우칭 시스템을 적용할 수 있습니다.

◉ 장세척 순서

1. 필요한 물품을 준비합니다.

각 제조회사마다 장세척 세트가 있고, 제품의 내용이나 명칭이 약간 다를 수 있습니다. 그 외 투피스 제품을 사용 중인 경우에는 피부보호판에 장세척 용품을 연결하여 사용할 수 있는 것도 있습니다. 일반적인 물품은 다음과 같습니다.

> 1. 세척액 주머니
> 2. 세척액 주입 어댑터
> 3. 세척액 배출 슬리브
> 4. 세척용 플레이트(투피스 제품에서는 불필요)
> 5. 장루 벨트
> 6. 기타(클립, 윤활제, 종이타월, 일회용 비닐장갑, 시계 등)

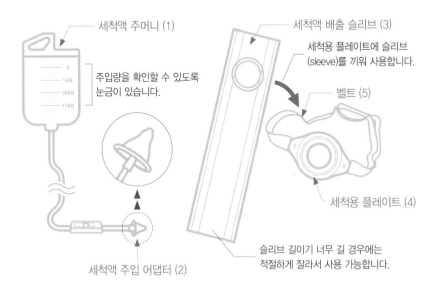

세척액 주머니 (1)

주입량을 확인할 수 있도록 눈금이 있습니다.

세척액 주입 어댑터 (2)

세척액 배출 슬리브 (3)

세척용 플레이트에 슬리브 (sleeve)를 끼워 사용합니다.

벨트 (5)

세척용 플레이트 (4)

슬리브 길이기 너무 길 경우에는 적절하게 잘라서 사용 가능합니다.

세척액 주머니에 36~38℃ 정도의 미지근한 물을 1,000mL 정도 넣습니다. 주입량은 600~800mL입니다. 뒤처리용으로 사용하기 위해 주입량보다 300mL 정도 더 넣습니다. 확인하기 쉽도록 세척액 주머니 주입량 위치를 유성펜으로 표시해 놓습니다.

세척액 주머니를 좌변기나 의자에 앉았을 때 눈높이 위치에 걸도록 합니다. 세척액 주머니를 걸어놓을 수 있도록 화장실에 걸이용 후크 등을 설치해두면 편리합니다. 튜브 내의 공기를 제거하기 위해 주입액을 변기로 흘려보냅니다.

세척용 플레이트에 슬리브를 연결하여 스토마 주위에 플레이트를 위치시키고 벨트로 단단히 고정합니다. 투피스 제품을 착용하고 있을 경우, 피부보호판에 세척용 슬리브를 연결하여 사용합니다.
세척용 슬리브의 끝은 변기 안에 위치하도록 하고, 길이 조절을 위해 필요시 잘라내어 사용하여도 됩니다.

좌변기나 의자에 앉아 일회용 장갑을 낀 다음, 가장 가느다란 손가락 끝에 윤활제를 바른 후 스토마 입구에 삽입하여 세척액이 주입될 방향을 확인합니다(익숙해지면 매번 할 필요는 없습니다).

6. 어댑터를 삽입한다.

윤활제를 바른 세척액 주입 어댑터를 스토마 입구에서 손가락을 넣어 확인했던 세척된 주입 방향 쪽으로 삽입하고, 시계를 보며 분당 100mL 정도의 속도로 세척액(미온수)을 주입합니다. 이때 스토마에 삽입한 세척액 주입 어댑터를 스토마 쪽으로 밀착시키면서 손으로 고정하여 빠지지 않도록 합니다. 세척액 주입 속도 조절기는 제조회사마다 다르므로, 각 제품의 설명서를 반드시 확인합니다.

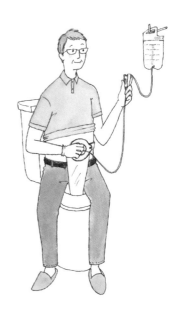

7. 배설물을 배출한다.

세척액 주입을 마쳤다면 세척액 주입 속도 조절기를 잠그고, 어댑터를 스토마에 삽입되어 있는 상태에서 고정한 채 약 5분 정도 대기합니다. 그 후 세척액 주입 어댑터를 분리하여, 세척액 배출 슬립 상부를 클립 등으로 닫아줍니다. 약 20~30분에 걸쳐서 간헐적으로 배설물이 배출됩니다. 가끔씩 왼쪽 복부를 부드럽게 마사지해주면, 장이 자극되어 연동운동에 의해 대변 배출이 원활해집니다.

슬립 상부는 열려있고, 이곳에 손을 넣어 조작합니다. 세척액을 주입한 후, 세척액 주입 어댑터를 분리하여 슬립 상부를 클립 등으로 닫아줍니다.

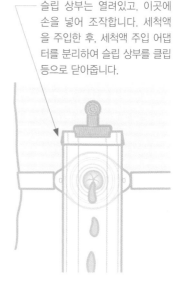

8. 종료

시간이 지남에 따라 배설물 배출 후 마지막에는 후변(後便)이라는 노란색 점액이 나오게 되는데 이때 장세척을 종료합니다.

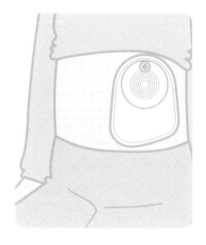

9. 뒷정리

남은 세척액을 사용하여, 세척액 슬립 내부를 세척합니다. 키친타월로 물기를 깨끗하게 닦은 후, 통풍이 잘되는 그늘에서 건조시킵니다.

10. 스토마에 일반형 또는 소형 주머니나 접착식 커버를 부착합니다.

스토마 주위를 종이 타월로 깨끗이 닦아내고, 일반적인 스토마 파우치나 소형 파우치, 또는 흡수성 패드가 있는 접착식 커버를 붙입니다.

장세척 중 나타날 수 있는 증상

갑작스런 복통이 발생할 수 있다!

➡ 세척액 주입을 중단하고 휴식을 취합니다. 통증이 가라앉으면 세척액을 다시 주입할 수 있습니다.

세척액이 주입되지 않고, 역류할 수 있다!

➡ 스토마 입구에 삽입했던 세척액 주입 어댑터 주입 방향을 바꾸어 봅니다. 어댑터 주입구가 스토마에 삽입되면서, 스토마 내부의 장벽에 닿아 세척액이 들어가지 않을 수 있습니다.

세척액이 주입되었으나 변이 배출되지 않을 수 있다!

➡ 세척액이 스토마를 통해 주입되지 않고, 옆으로 새어 나오는 경우가 있기 때문에 정확하게 주입되고 있는지 확인해야 합니다. 복부 통증이 있거나 기분 나쁜 증상이 느껴질 때는 일단 누워서 휴식을 취합니다. 증상이 계속되면 전문의와 장루간호사와 상담합니다.

장세척을 중단해야 할 경우

장세척을 더 이상 유지할 수 없는 경우

➡ 질병이나 치료로 인하여 의사로부터 장세척 중단 요청을 받았을 때, 고령으로 인하여 장세척을 스스로 시행하기가 어려운 경우에는 장세척을 지속할 수 없게 됩니다. 이럴 때는 일반적으로 사용하는 스토마 제품을 부착하여 자연배변법으로 전환할 필요가 있습니다.

수술 후 초기에 사용한 스토마 제품을 오랫동안 보관하였다가 다시 사용하려고 할 때

➡ 수술 후 초기 사용하던 스토마 제품을 이후 보관하였다가 다시 사용하려고 할 때 사용기한이 지났거나, 체형이나 스토마 모양이 변하게 되어 사용할 수 없게 될 수 있습니다. 이러한 문제를 예방하기 위해서는 장루간호사와 의사 등의 전문 의료진과 상담하여 현재 스토마 상태에 적합한 제품을 선택하여 사용해야 합니다.

장세척 중단 후, 변비가 발생한 경우

➡ 장세척은 미온수를 사용하여 장의 연동운동을 인위적으로 자극하여 배변을 유도했기 때문에 장세척을 중단하게 되면, 곧 변비가 나타날 수 있습니다. 변비로 인하여 어려움이 있을 경우, 식이요법과 함께 의사와 상담하여 변비약이 필요한지 상의하고, 만약 변비약 복용 시에는 처방에 따라 매일 규칙적으로 복용해야 합니다.

쾌적한 일상생활을 위해

—

'스토마를 만들게 되면, 이제까지의 생활은 포기해야 된다'라는 막연한 불안감을 갖게 되는 분들이 적지 않을 것이라 생각합니다. 하지만 수술 전후와 퇴원 후에도 전문가와의 지속적인 상담과 지지를 통한 긍정적인 적응과정을 거치게 되면, 일상생활은 물론 사회생활로의 복귀와 스포츠, 해외여행도 수술 전과 마찬가지로 즐길 수 있습니다.

식사

특별히 제한해야 할 식이는 없습니다. 다른 질병(고혈압, 당뇨병, 신부전, 크론병 등)으로 인한 식사 제한이 없다면 수술 전과 똑같은 식사를 즐길 수 있습니다. 다만, 음식 종류나 섭취량에 따라 스토마로 나오는 가스(방귀) 양이나 냄새, 대변 형태가 바뀔 수 있다는 것을 알아야 하며, 균형 있는 식사를 유지하도록 합니다.

◀ 결장 스토마 식사 ▶

섭취한 음식의 종류에 따른 냄새나 가스배출로 인하여 일상생활에 제한받지 않도록 적절한 스토마 제품 사용과 스토마 관리에 주의하도록 합니다.

◀ 소장 스토마 식사 ▶

음식물이 대장을 통하지 않기 때문에 수분이나 전해질이 흡수되지 않아 물 같은 변(즉, 설사)이 다량으로 배설됩니다. 1일 대략 5~6회 정도 화장실에 가는 것이 보통입니다. 다량의 미네랄을 포함한 수분(이온음료, 영양보조식품 젤리, 다시마, 차 등) 섭취에 유의합니다.

또한, 섬유질이 많은 식품이나 소화가 잘되지 않는 음식을 한꺼번에 많이 섭취하면, 대변이 스토마를 통해 나오지 못하고 스토마 입구를 막히게 할 수 있습니다. 따라서 적당한 양을 충분히 씹어 섭취해야 합니다. 땀을 많이 흘리는 여름철과 같은 경우, 수분을 섭취하더라도 자칫 탈수증상이 나타날 수 있으므로 주의합니다. 다음 증상이 나타나면 의료진과 상담합니다.

- 갈증이 계속된다.
- 나른하다.
- 움직이면 심장이 두근거린다.
- 소변 횟수가 적다.
- 손이 저린다.

《 요로 스토마 식사 》

요로 감염을 예방하기 위해서는 하루 1,500~2,000mL의 소변량이 유지될 수 있도록 수분섭취에 유의합니다.

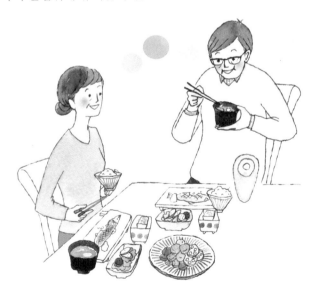

◉ 식사와 냄새

스토마로 나오는 배설물이나 가스(방귀)는 아래와 같은 식품에 의해 영향을 받을 수 있으며, 스토마 종류에 따라 다르게 나타날 수 있습니다.

배설물이나 가스(방귀)에 영향을 미치는 식품

대변의 양상	부드러운(묽은) 변 ▷	탄산음료, 맥주, 술, 아이스크림, 과일, 날달걀 등
	딱딱한 변 ▷	쌀밥, 토란, 떡, 우동, 빵, 흰살생선 등
	소화가 되지 않는 변 ▷	해조류, 버섯류, 연근, 우엉, 죽순, 지방이 많은 육류 등
가스	가스 유발 식품 ▷	밤, 고구마, 감자, 콩, 우엉, 무, 양배추, 배추, 양배추, 파, 새우, 게, 조개, 라면, 탄산음료, 맥주 등
	가스 발생을 억제하는 식품 ▷	유산균 음료, 요구르트, 파슬리, 레몬 등
냄새	냄새 유발 식품 ▷	부추, 아스파라거스, 파, 마늘, 양파, 치즈, 조개, 게, 새우, 달걀 등
	냄새 억제 식품 ▷	레몬, 파슬리, 자몽주스, 크랜베리 주스, 요구르트 등

◉ 음주

알코올 섭취는 가능하지만, 질병이나 치료 상황에 따라 삼가는 것이 나을 수 있기 때문에 사전에 의료진에게 확인합니다. 술의 종류나 양에 따라 가스 배출이 많아질 수 있고, 다음날 아침 배변이 느려질 수 있습니다.

◉ 변비

수술 후 반년 동안은, 수술의 영향으로 장 상태가 수술 전과 같지 않기 때문에 변비나 설사 등 다양한 증상이 나타날 수 있습니다. 평소 변비를 경험하던 사람은 이 기간 동안 변비가 나타날 수 있지만, 복부팽만, 메스꺼움, 구토 등의 증상이 없는 한, 2~3일 후에는 정상으로 돌아옵니다. 그 이후로도 변비가 계속되거나 증상이 호전되지 않을 경우 의사와 상담합니다.

변비는 균형 잡히지 않은 식사, 수분부족, 약물 부작용, 과도한 긴장과 스트레스, 운동부족 등 다양한 원인으로 유발됩니다. 쾌적한 일상생활을 지속하기 위해서는 생활 습관에 대한 재검토가 필요합니다.

◉ 외식할 때 주의할 점

일반적으로 외식은 유분이 많아 장운동을 방해할 수 있습니다. 덮밥과 같은 음식보다는 다양한 식품이 소량씩 포함된 메뉴를 선택합니다.

PART
3

목욕

"물에 젖으면 기구가 벗겨지지 않을까?" 걱정
을 하는 사람도 있지만, 스토마 제품은 방수처
리가 되어 있으므로 제품을 부착한 상태에서
안심하고 목욕할 수 있습니다. 몸이 따뜻해지
면 갑자기 스토마로부터 배설량이 늘어날 수
있으므로, 목욕 전 반드시 스토마 파우치의 배
설물을 모두 비워야 합니다.

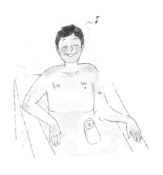

◉ 제품 제거 후 목욕하기

기본적으로 스토마 제품을 복부에서 모두 제거한 후에 욕조에 몸을 담글
수 있습니다. 하행 결장이나 S상결장 스토마는 수술 후 반년 정도 지나면
배변 시간이 규칙적이므로 변이 나오지 않는 시간대를 이용하여 목욕할
수 있습니다. 그러나 소장 스토마나 요로 스토마는 늘 스토마에서 배설물
이 배출되므로 제품을 부착한 상태에서 목욕할 것을 권합니다.

◉ 스토마 제품을 교환하지 않는 날 목욕하기

스토마 제품을 새로 교환하지 않은 날 또한 보통 때와 마찬가지로 목욕하
고, 목욕 후 물에 젖어 있는 제품은 타월로 잘 닦습니다. 복부의 스토마 파

우치와 피부가 접촉하는 부분은 물기를 제거하기가 꽤 까다로우므로 작고 가벼운 수건을 장루제품 주변에 덮어 물기를 제거하거나 드라이기를 이용하여 물기를 말릴 수 있습니다.

◉ 스토마 제품을 교환하는 날 목욕하기

목욕하기 전, 탈의실에 새로 교환할 제품을 준비해 놓습니다(▶41p). 준비한 제품이 젖거나 습기에 노출되지 않도록 주의합니다. 목욕 후 몸의 물기를 제거하고 스토마 제품을 새로 부착할 수 있으며, 새로운 제품을 부착한 후에 다시 한 번 가벼운 샤워로 전신을 따뜻하게 한 후 목욕을 마칠 수 있습니다.

◉ 목욕 시간

식후에는 장운동이 활발해져 다량의 변이 배설될 수 있습니다. 식후 잠시 간격을 두고 목욕을 시작합니다. 소장 스토마의 경우, 배변량이 줄어드는데 식후 3~4시간 정도 소요됩니다.

◉ 목욕탕이나 온천 등에 들어갈 때 알아 두어야 할 점

공중목욕탕을 이용할 경우, 목욕용 작은 스토마 파우치를 사용하거나, 사용 중인 기구를 눈에 띄지 않도록 작게 접어 클립이나 피부색 테이프 등으로 고정하고, 타월로 앞을 가리고 들어가면 도움이 됩니다. 단색보다는 무늬가 있는 수건이 눈에 띄지 않습니다. 주위 시선이 신경 쓰일 경우 벽 쪽에 앉거나 사람이 적은 시간대를 이용하고, 온천에 갈 때는 각 룸에 가족탕이 설치되어 있는 곳을 이용하는 방법도 있습니다.

스토마를 압박하거나 문지르지 않는다면, 수술 전과 같은 옷을 입는 데 문제가 없습니다. 복부 주변에 손이 들어갈 정도의 여유가 있다면 청바지도 입을 수 있습니다. 하지만 스토마 위치가 벨트 선과 동일한 높이에 있다면 멜빵을 이용하는 게 도움이 될 수 있습니다. 스토마 관리에 익숙해지면 어떤 옷이든 맵시 있게 입을 수 있으므로 안심하고 멋을 즐길 수 있습니다.

◉ 땀으로부터 스토마 주머니 관리하기

스토마 파우치가 늘 피부와 직접 접촉되어 있으면 피부와 닿아 접촉되는 부위에 땀이 나기가 쉽고, 이로 인하여 피부가 손상을 받을 수 있습니다. 따라서 땀을 흡수시켜 피부가 습기로 인하여 축축해져 손상을 받지 않도록 아래의 내용을 숙지하면 도움이 될 수 있습니다.

- 속옷 안쪽에 스토마 파우치가 들어가 있는 경우, 파우치가 닿는 해당 속옷 부위를 약 10cm 정도 절개하여, 파우치를 속옷 밖으로 꺼내어 피부에 직접적으로 닿지 않도록 해줍니다.
- 수분을 흡수할 수 있는 소재로 만들어진 커버를 파우칭에 씌워 땀을 흡수시킵니다. 이는 상품화되어 있는 제품으로 구입이 가능할 수도 있지만, 얇은 타월이나 손수건 등을 적절히 이용하여 스토마 파우치와 피부 사이에 위치시켜 땀을 흡수함으로써 해결할 수도 있습니다.

PART 3

출근·통학

퇴원 후 회사나 학교에 복귀할 수 있는 시기는 개인마다 차이가 있습니다. 무리하지 않고 여유를 가지면서 체력을 회복시키고, 정서적으로 안정을 취하도록 노력합니다. 우선, 일상에서 가능한 일부터 시작하여 산책 같은 운동을 편하게 할 수 있게 되면, 전철이나 버스 등의 교통수단을 이용하여 외출을 해보면서 조금씩 몸을 회복시켜야 합니다. 출근, 통학 전에 먼저 실제 시간에 맞춰 직장이나 학교까지 걸어보는 것도 좋은 방법입니다.

◉ 사회로 복귀하기 전에 필요한 상담

갑작스럽게 파우칭이 새는 상황에서 당황하지 않도록 여분의 제품을 비치하거나 교환할 수 있는 장소를 미리 확인하는 것이 필요합니다. 복귀하기 전에 회사의 담당자, 담임선생님과 함께 스토마 관리에 대해 상담을 하여 의견을 나누고 조언을 얻는 것이 중요합니다. 필요에 따라서 가까운 지역사회에서 필요한 정

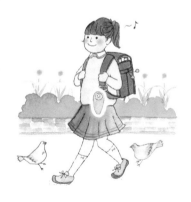

보를 얻고 상담을 받을 수 있도록 해당 지역 내에서 스토마 관리에 도움을 줄 수 있는 의료진에게 의뢰할 수도 있습니다.

⊙ 여행 계획과 준비

국내 여행은 물론 해외여행도 제약 없이 마음껏 갈 수 있습니다. 초기에는 당일이나 1박 여행부터 시작하여, 자신감이 붙으면 기간을 연장하여 먼 곳까지 다녀올 수 있습니다. 여행 출발 전, 아래 내용을 확인합니다.

- 여행 동안에는 예상되는 파우칭 교환 횟수보다 2~3개 정도를 추가로 넉넉히 준비합니다.
- 기차, 비행기 좌석은 이용에 편리하도록 화장실에서 가까운 자리를 예약합니다. 비행기의 경우, 장애증명서나 스토마 보유자임을 알릴 수 있도록 수술받은 병원으로부터 발부받은 증명서류를 제시하여 우선적으로 화장실이 가까운 곳이나, 다리를 편하게 펼 수 있는 좌석을 선택할 수 있도록 합니다.
- 이동 거리를 파악하여 파우칭을 비우거나 교환할 수 있는 위치와 장소를 미리 확인해두면 좋습니다.

⊙ 비행기 탑승 시 알아야 할 사항

비행기를 탈 때는 다음의 사항에 주의합니다.

- 여행 동안에는 예상되는 스토마 제품 교환 횟수보다 되도록 여분으로 제품을

넉넉히 준비하고, 옷 가방과 기내 가방에 교환에 필요한 제품과 액세서리 등을 보관하여야 합니다. 필요시 사용이 가능하도록 화물칸에 싣지 않도록 주의합니다. 옷 가방에 제품을 넣을 때는 파손되지 않도록 구입할 때의 포장상태 그대로 넣거나 제품이 손상받지 않도록 견고한 상자에 넣습니다.

- 기내 반입용 가방에는 물티슈나 비닐 테이프, 비닐봉지도 함께 준비하여 기내 화장실 안에서도 언제든지 교체가 가능하도록 합니다.
- 피부보호판을 자를 때 사용하는 가위는 기내 반입이 금지된 물품이므로, 피부보호판은 미리 잘라 준비하거나, 가위는 화물칸에 싣도록 합니다. 또는 오려서 사용하지 않는 제품을 준비할 수도 있습니다.
- 이륙과 착륙 전, 급하지 않은 상황에서 여유를 가지고 반드시 화장실에 가서 스토마 파우칭을 비우도록 합니다.
- 기내 화장실에서 냄새가 걱정될 경우, 방취제를 기내 반입용 가방에 미리 준비하여 가져갈 수 있습니다.

◉ 현지 호텔에서의 파우칭 교체 후 처리법

교체 후 사용한 제품을 비닐류 쓰레기로 폐기할 수 있지만, 호텔에서는 오물 쓰레기 박스에 버립니다. 이때 불투명한 비닐봉지, 지퍼가 부착된 비닐봉지, 또는 신문지 등에 싸서 버리면 냄새가 새지 않습니다.

◉ 해외여행 시 주의할 점

스토마 보유자 모임은 세계 각국에 있습니다. 해외 여행지에서 어떤 문제가 생겼을 때 상담할 수 있도록, 도착할 곳의 국제 장루(ostomy)협회 연락처를 확인해둔다면 유용합니다. 해외에서도 국내에서와 동일하게 스토마 제품을 교체하지만, 지역에 따라 위생적 측면이 좋지 않을 수 있으므로 장세척을 시행할 때 생수 사용을 권장합니다.

해외여행에 도움이 되는 영어회화

기억해야 할 단어

스토마 · · · · · · · stoma

대장 스토마 · · · · · colostomy 콜로스토미

소장 스토마 · · · · · ileostomy 일리오스토미

요로 스토마 · · · · · urostomy 유로스토미

피부보호판 · · · · · wafer 웨이퍼

스토마 파우치(주머니) · · pouch 파우치

화장실 · · · · · · · restroom 레스트룸

병원 · · · · · · · hospital 하스피탈

보험회사 · · · · · · insurance agency 인슈어런스 에이전시

도움이 되는 예문

◎ 나는 스토마 보유자입니다.

I have a stoma. 아이 헤브 어 스토마

◎ ○○는 어디입니까?

Where is oo? 웨어 이스 ○○?

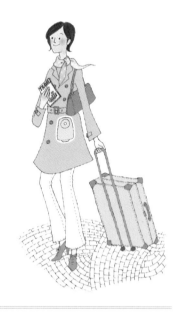

◉ 외출 도중 배설물 누출이 발생했을 경우 대처방법

외출 중에 갑자기 배설물이 새면 당황하게 됩니다. 갑작스러운 배설물 누출에 대처할 수 있도록 여유분의 제품을 항상 준비하여 휴대하고 나가면 쉽게 대처할 수 있습니다.

외출지에서 파우칭을 교체할 때에는 가능한 빠르게 시행할 수 있는 방법을 선택해야 합니다. 잔여물 제거제나 비누, 미온수를 이용하여 스토마와 주위 피부를 닦아내는 것을 불가능하기 때문에 물티슈를 이용하여 간단하게 닦아내고, 종이타월로 주위 피부의 물기를 닦아내어 마무리합니다.

파우치 내의 배설물은 변기에서 처리하도록 하고, 제거된 스토마 제품은 불투명한 비닐봉지에 담은 다음에 지퍼가 부착된 비닐봉투에 넣어 버리면 냄새나 배설물이 새는 것을 막을 수 있습니다.

《 외출 시 스토마 제품 교환을 위한 준비물 》

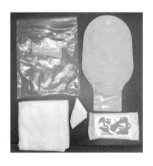

① 스토마 제품(피부보호판과 파우치)

　피부보호판은 바로 복부에 부착할 수 있도록 미리

　구멍을 오려놓습니다.

② 불투명한 비닐봉지(쇼핑백 등)

③ 지퍼가 부착된 비닐봉투×2개

　(20×20cm 정도의 크기가 사용이 편리함)

④ 물티슈
⑤ 종이 타월

⊙ 스토마 보유자(오스토메이트, ostomate)를 위한 공용 화장실

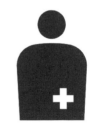

일본의 경우, 스토마 보유자를 위한 공용 화장실이
설치되어 있는 곳이 있는데, 싱크대, 샤워실, 스토
마 제품 처리를 위한 휴지통 등이 구비되어 있습니
다. 대중교통 기관의 구내, 관공서 시설, 백화점, 쇼핑
센터, 미술관, 도서관, 휴게소, 공항, 고속도로 휴
게소, 병원 등에 마련되어 있으며, 화장실 입구에는
아래와 같이 스토마 보유자 마크가 표시되어 있습니다.

스토마 보유자를 위한
화장실 마크

 일반 화장실보다 공간이 넓기 때문에 스토마 보유자뿐 아니라, 휠체어
이용자, 고령자, 임산부, 유아를 동반한 경우 등 많은 사람들이 사용할 수
있는 '다기능 화장실', '다목적 화장실'로 사용되고 있습니다. 냄새에 신경
쓰지 않고 여유 있게 파우칭 교체를 할 수 있어서 스토마 보유자가 외출
시에도 안심하고 편리하게 사용할 수 있습니다. 국내에서는 수서역에 처
음으로 스토마 보유자를 위한 이 같은 공용 화장실이 설치되어 앞으로도
스토마 보유자를 위한 시설이 만들어지길 기대해봅니다.

⊙ 자동차를 탔을 때 고려할 사항

자동차에 탔을 때 안전벨트가 스토마 위치에 닿아 불안할 수 있으나, 안전
벨트 착용은 법으로 의무화되어 있습니다. 안전벨트가 스토마를 압박하지
않도록 하고, 필요하다면 수건이나 작은 타월을 접어 스토마 위에 올려두
고 착용하면 됩니다.

또한, 요로 스토마 보유자인 경우 고속도로 이용 시 교통체증으로 인하여 화장실 사용이 어려워지면, 파우치에 소변이 가득 찰 수가 있기 때문에 음료수가 들어 있는 비워진 페트병을 이용하여 화장실에서 버리도록 합니다.

스토마 제품 구입과 보관방법

구입처 선택

스토마 제품은 수술 받은 병원에서 구입이 가능합니다. 만약 병원을 옮겨야 하는 경우나, 주거지를 옮겨 이사를 했을 경우에는 지역에서 구입이 가능한 병원이나 보건소 등을 소개받을 수 있도록 미리 의료진과 상의하면 됩니다.

열에 약한 피부보호판 관리법

파우칭 제품은 고온다습한 곳을 피해 보관하십시오. 피부보호판의 피부보호제는 열에 약하고 변형되기 쉬운 성질을 가지고 있습니다. 전기장판, 난로, 히터 앞에 수십 분 정도 방치해 둘 경우 쉽게 변형됩니다. 여름철 주차 중에 차 안의 온도가 올라가 차 안에 여분으로 준비해 둔 피부보호판의 피부보호제가 변형된 예가 있습니다.

그러나 열에 약하다고 하여 냉장고에 보관할 필요는 없습니다. 상온에서 직사광선이 닿지 않는 방이나 옷장, 서랍 등에 보관하는 것이 바람직합니다.

적당한 양의 제품 구입

3~4개월 정도 사용할 파우칭 제품을 미리 구입해 놓아도 괜찮습니다. 다만, 제품 관리상 대부분의 제조회사는 제품 구입 후 1년 이내에 사용하도록 권장하고 있습니다.

제품 구입 시 상자에 품질 보증기간이 표시되어 있기 때문에 구입할 때의 포장을 그대로 보관하면 이를 확인하는 데 편리합니다. 또한 피부보호판이나 피부보호제 변형 및 파손을 예방하는 차원에서도 구입 당시의 제품이 담겨져 있던 상자 안에 보관하는 것이 좋습니다.

운동

건강을 유지하기 위한 적당한 운동을 권합니다. 처음에는 체조나 산책 등 가벼운 운동부터 시작하여, 점차 걷기 등으로 운동량을 늘려갑니다.

수술 전부터 운동을 해온 경우, 체력이 회복되면 하던 운동을 다시 시작하는데 다만, 격투기 등 상대와 심하게 부딪히는 스포츠나 복압이 과도하게 가해지는 웨이트 트레이닝은 스토마 관리에 문제를 일으킬 수 있으므로 피합니다. 운동으로 땀을 많이 흘렸을 때는, 피부보호판의 점착력이 저하되어 자칫 떨어질 수 있으므로 평소보다 빨리 제품을 교체합니다.

◉ 수영 시 주의사항

스토마 보유자도 수영은 가능합니다. 제품 사용 시 주의점은 목욕 시 (▶68p)와 동일합니다. 파우치 안의 내용물은 비운 뒤 파우치를 작게 접거나, 투피스 제품일 경우 눈에 띄지 않도록 불투명의 작은 크기의 미니파우치를 사용할 수 있습니다.

《 여성의 경우 》

해수욕장이나 휴가철 수영장에서는 원피스 타입을 선택하거나 수영복 위 허리에 두르는 비치웨어인 랩스커트를 이용하여 복부를 가리면 한층 기분을 내 즐길 수 있습니다.

운동을 목적으로 수영장에 다닐 경우, 약간 도톰한 원단으로 만들어진 상하가 분리되어 있는 수영복을 선택하면, 파우치 안의 내용물을 비우기도 쉬울 뿐 아니라, 스토마 부분을 가릴 수 있어 유용합니다.

《 남성의 경우 》

허리 높이나 밑위 길이가 긴 트렁크 타입의 수영복을 선택하면, 스토마 제품 부착으로 인하여 돌출되는 것을 눈에 띄지 않게 할 수 있습니다.

성 생활

스토마가 있어도 성 생활을 영위할 수 있습니다. 성 생활 시에는 미리 파우치 안의 내용물을 비우고, 새로운 제품으로 교체하는 등의 매너가 필요합니다. 배설물이 보이지 않는 불투명 파우치나 눈에 잘 띄지 않는 작은 파우치로 바꿀 수 있고, 귀여운 디자인이나 촉감이 좋은 원단으로 만들어진 커버를 스토마 파우치에 씌우는 것도 좋은 방법이 될 수 있습니다.

조명이나 음악을 틀어 분위기를 조성하거나, 평소 파트너와의 정신적 연대감을 높일 수 있도록 편안한 관계에서 친근함을 유지하는 의사소통 자세도 중요합니다.

《 여성의 경우 》

수술 후에 성 생활 시 통증이 발생할 수 있고, 질 윤활액이 줄어들 수 있습니다. 혼자 고민하지 말고 주치의나 장루간호사와 상담합니다. 또한, 수술후 한 동안 성교 및 임신·출산을 피하는 것이 바람직할 수 있으므로, 의사와 상담하여 성 생활이 가능한 시기를 확인하도록 합니다.

《 남성의 경우 》

방광이나 직장수술 후, 발기부전이나 사정 시 수술 전과 달리 차이가 있을수 있습니다. 수술 전과 후에 이와 관련하여 의사로부터 충분한 정보를 얻고, 비뇨기과를 통해 전문적인 상담을 받는 것도 좋은 방법입니다.

PART

국내외 재난 및 재해 대비

국내뿐 아니라 해외에서 뜻하지 않은 재난이나 재해를 경험하게 될 경우, 스토마 제품에 대한 공급에 장애가 있을 수 있습니다.

2011년 3월11일 동일본 대지진이 일어났을 때, 스토마 제품 공급이 원활하지 않아, 피해를 입은 대상자들에게 제품이 도착하기까지 어느 정도 시간이 걸렸습니다.

따라서 재해 상황이 발생할 수 있는 국외에 머물 시에는 만약에 대비하는 자세가 필요합니다.

◉ 재난을 당했을 때 먼저 해야 할 일

재난을 대비하여 우선 어디로 먼저 연락을 취해야 할지에 대한 정보를 사전에 알아두는 것이 좋습니다. 일본의 경우, 재난을 당했을 때는, 공익사단법인 일본오스토미협회나 거주지의 복지사무소로 구조를 요청할 수 있습니다.

국내의 경우, 일본의 비해 재해 발생이 매우 적지만, 해외여행이나 선교, 봉사활동을 위해 참여한 경우, 이에 대비하기 위해 충분한 스토마 제품을 준비해 가는 것이 필요하며, 현지에서의 제품을 공급받을 수 있는 지원체계를 미리 알아보는 것도 도움이 됩니다.

◉ 긴급 피난용 세트

- 제품 10세트(피부보호판은 즉시 사용할 수 있도록 미리 오려둡니다)
- 물티슈
- 화장지나 종이타월
- 불투명한 비닐봉지
- 지퍼가 부착된 비닐봉투

> ※ 스토마 제품이 물에 젖지 않도록 제품 상자마다 지퍼 달린 봉투에 함께 보관합니다.
> 또한, 평소에 긴급용으로 2~3세트의 제품을 가지고 나갈 수 있도록 준비해 두면,
> 갑작스러운 재난 시에도 대응할 수 있습니다.

제품을 한곳에 모아두지 말고 분산시켜 항상 가지고 다니는 가방뿐 아니라, 여행용 가방, 숙식처, 그리고 주위 동료에게도 나누어 준비해 둘 경우, 응급상황 시 대처할 수 있습니다.

또한 사용 중인 제품의 종류, 크기, 제조회사, 제품명에 대한 정확한 정보를 알고 있다면, 유사한 유형의 기구를 현지에서 지급받을 수 있는 가능성이 높기 때문에 이에 대한 정보를 항상 휴대하고 있는 것이 도움이 됩니다.

장세척을 시행하던 보유자의 경우, 재난 상황에서 이를 시행할 수 없기 때문에 스토마 제품을 준비하여 사용하도록 해야 합니다.

◀ 스토마 종류와 기구정보를 메모하여 휴대한다. ▶

스토마 종류와 크기, 사용기구 회사, 제품번호, 제품명, 수술받은 병원, 응급상황 시 연락처 등의 정보를 메모하여, 여러 장소에 보관하거나 지갑에 보관하는 등, 항상 휴대하면 응급 시 도움을 받을 수 있습니다.

　물론, 재난 중이므로 반드시 사용하던 기구를 즉시 받을 수 있다고 확신할 수 없지만, 제품에 대한 정확한 정보를 알고 있다면, 유사한 유형의 기구를 지급받을 수 있는 가능성이 높습니다.

복지제도

스토마 보유자는 국가나 지역 보건소로부터 각종 복지서비스를 이용할 수 있습니다. 본인이 이용할 수 있는 서비스를 미리 확인합니다.

◉ 장애인 등록

스토마를 복원할 수 없는 경우, 장애인 등록을 통해 복지서비스를 받을 수 있고, 제품 구입 시 감액을 받을 수 있습니다. 이하, 신청 방법과 서비스에 대한 개요를 소개합니다.

◀ 장애인 등록 신청과 교부 ▶

장애인 등록 신청은 수술받은 병원의 의사로부터 관련 서류를 교부받아 현주소지 관할 구청(면사무소)에 제출하면, 장애인 등록증을 교부받을 수 있습니다. 장애명과 장애정도의 등급이 기재된 장애인 등록증은 신청에서 교부까지 1~3개월 정도 걸립니다.

장애가 인정되는 대상은 요로전환술과 배변전환술을 시행 받아 영구적으로 스토마를 조성 받은 보유자에 한하여 지급됩니다.

◀ 스토마 보유자의 신체장애 등급 ▶

장루·요루 장애는 신체장애이나 내부기관의 장애로 장애인복지법 제32조

규정에 의하여 장애인으로 등록할 수 있습니다. 장애등급판정기준(보건복
지부고시 제2017-65호, 2017.4.13., 일부개정)에 따르면 기본적인 장애
판정은 배변이나 배뇨를 위하여 복부에 인위적으로 조성된 구멍(장루 또
는 요루)을 가지고 있는 경우에 장루·요루 장애로 진단합니다.

장루·요루 장애등급 기준

장애등급	내용
2급	① 장루와 함께 요루 또는 방광루를 가지고 있으며, 그 중 하나 이상의 루에 합병증으로 장피누공 또는 배뇨기능장애가 있는 사람 ② 장루 또는 요루를 가지고 있으며 합병증으로 장피누공과 배뇨기능장애가 모두 있는 사람 ③ 배변을 위한 말단 공장루를 가지고 있는 사람
3급	① 장루와 함께 요루 또는 방광루를 가지고 있는 사람 ② 장루 또는 요루를 가지고 있으며, 합병증으로 장피누공 또는 배뇨기능장애가 있는 사람
4급	① 장루 또는 요루를 가진 사람 ② 방광루를 가지고 있으며, 합병증으로 장피누공이 있는 사람
5급	방광루를 가진 사람

장애인복지법 시행규칙 [별표 1] 장애인의 장애등급표

《 국내 스토마(장루 요루) 장애인 지원 서비스 》

기본적으로 제공되는 장애등급별 지원 서비스나 노인장기요양보험 이외
에 장루·요루 장애인에게 지원하고 있는 정책은 「요양급여의 적용기준 및
방법에 관한 세부사항」 (보건복지부 고시)에 따라서 제품 구입 시 대상자별
기준에 따라 본인부담금을 줄여줍니다.

이러한 장애인복지법은 장루·요루 장애인이 외래에서 제품을 처방받을 경우, 이에 해당하는 비용 중 20%만 본인이 부담하기 때문에 경제적 부담을 줄일 수 있습니다. 이러한 요양급여가 적용되는 제품은 장루와 요루용 피부보호판, 주머니와 액세서리 제품들이다. 제품별로 입원 기간 동안과 외래에 따라 급여인정 기준이 다르며, 세부인정사항은 아래 표와 같습니다.

제목	세부인정 사항

외래 진료 시 주기적인 처방에 따라 구입(사용)해야 하는 제품 관련 행위 비용의 본인부담액 경감 적용기준	국민건강보험법시행령[별표2] 제1호나목 비고4.의 규정에 의하여 외래 진료 시 주기적으로 의사의 처방에 따라 구입(사용)해야 하는 치료재료는 해당 치료재료 총액의 100분의 20에 해당하는 금액을 본인이 부담하도록 되어 있으며, 해당 치료재료의 적용범위는 다음과 같이 함
	
	－ 다 음 －
	
	가. 대상
	  (1) 장애인복지법시행령 별표1 제14호에 따른 장루·요루장애인
	   －「치료재료 급여·비급여 목록 및 급여 상한금액표」에서 L3(OSTOMY류)로 분류된 장루·요루용 주머니, 피부보호판(FLANGE) 및 장루용 액세서리
	  (2) 인공성대삽입술을 시행한 환자
	   －「치료재료 급여·비급여 목록 및 급여 상한금액표」의 인공성대 삽입술용 치료재료(PROVOX VEGA)
	나. 인정범위
	  각 대상별 세부 인정기준에 따름
	  (고시 제2015－110호, '15.7.1. 시행)

장루와 요루용 피부보호판 & 주머니 인정기준	1. 피부보호판과 주머니(분리형 또는 일체형)는 입원기간 중에는 실시간 사용량으로 인정하고, 외래기간 중에는 일주일에 4개까지 인정하되, 다음과 같은 경우에는 1일 1개까지 인정함.
	  다만, 상기 인정개수를 초과하여 사용한 경우에는 사례별로 인정함.
	  － 다 음 －
	가. 장루, 요루 관련 피부 합병증
	나. 3세 미만 소아, 치매 환자
	다. 장루, 요루 수술 후 외래 진료 시 2개월간

장루와 요루용 피부보호판 & 주머니 인정기준	2. 자연적으로 형성된 누공(fistula)을 통해 분변(뇨) 배출이 이루어지는 환자의 경우 식약처 허가사항을 초과하여 장루와 요루용 피부보호판과 주머니를 사용한 경우, 요양급여를 인정하되, 인정 개수는 상기 1과 같이 함. (고시 제2014-66호, '14.5.10. 시행)

액세서리
급여 인정기준
	1. 입원 시 피부보호용 액세서리(Powder, Paste, 피부보호판)는 실시간 사용량으로 인정하고, 복대는 장루 및 요루 수술 후 탈장 등의 관리를 위해 사용하는 점을 감안하여 수술 후 1개 인정함.
	2. 외래
	  1) 피부보호용 액세서리는 다음과 같이 요양급여를 인정하고, 인정개수를 초과하여 사용한 경우에는 사례별로 인정함.
	    ① 피부보호파우더
	      – 상처보호 및 피부자극을 감소하기 위해 사용하는 제품으로 연간 60g 이내 인정
	    ② 페이스트와 피부보호판
	      – 피부보호판과 스토마 사이의 틈새를 메워서 피부자극을 최소화하는 제품으로 Paste는 60g/월 이내 인정
	      – 피부보호판은 대 1개/주, 소 2개/주, 막대형 2개/주 중 한 가지를 인정
	      – 페이스트와 피부보호판은 기능이 동일하고 제형만 다른 점을 감안하여 동시 사용은 인정하지 아니함을 원칙으로 함. 다만 피부관련 합병증 등 발생 시 사례별로 동시 사용을 인정함.
	  2) 스토마 캡(Stoma cap)
	    – 장세척 후 잔여 배설물을 받아내는 재료로 1일 1개 인정함.
	    – 장루 주머니 대용으로 사용하는 점을 감안하여 장루 주머니와 동시 사용은 인정하지 아니함.
	  3) 휴대용 소변 주머니(다리에 고정할 수 있는 소변 주머니 Leg bag)
	    – 소변배출 목적의 인공루(신장루, 방광루, 요도루 등)를 가진 환자 중 활동이 가능한 환자가 장시간 외출 시 소변을 모으는 목적으로 사용하는 경우에 요양급여를 인정함.
	  4) 복대
	    – 탈장 또는 스토마의 탈출 등이 발생한 경우 사례별로 인정함.
	  5) 결장루 환자가 장세척 시 사용하는 장세척기, 고정용 벨트, 슬리브는 각각 사례별로 인정함.

3. 자연적으로 형성된 누공을 통해 분변(뇨) 배출이 이루어지는 환자의 경우 식약처 허가사항을 초과하여 피부보호용 액세서리(피부보호파우더, 페이스트와 피부보호판)를 사용한 경우 요양급여를 인정하되, 인정개수는 상기 1, 2와 같이 함.
(고시 제2015 – 43호, '15.4.1. 시행)

건강보험심사평가원(2017), 「요양급여의 적용기준 및 방법에 관한 세부사항과 심사지침」

《 스토마 보유자를 위한 복지서비스 》

스토마 보유자 즉 장루와 요루(소화기스토마와 요로스토마) 장애인은 다른 장애 유형의 장애인과 마찬가지로 장애등급에 따라 복지서비스를 이용하거나 장애인 감면·할인을 받을 수 있습니다.

▶ 고속도로 통행료 및 주차요금 할인

주민센터에 신청하면, 세대별 주민등록표상 같이 기재되어 있는 배우자, 직계존속, 직계비속, 직계 비속의 배우자, 형제, 자매 명의로 등록한 차량 중 1대는 고속도로 통행료 50% 할인 혜택이 있으며, 장애인 전용 주차구역 이용, 10부제 적용 제외, 지방자치단체별 조례에 의거하여 공영 주차창의 주차요금을 감면받을 수 있습니다.

▶ 자동차관련 세금 혜택

1~3급 장애인 본의 명의 또는 장애인과 주민등록표상 생계를 같이하는 배우자, 직계존속, 직계비속, 직계비속의 배우자, 형제, 자매 중 1인과 공동 명의로 등록한 승용자동차 1대는 개별 소비세가 면제되며, 일부 자동차 종에 한하여 등록세, 취득세, 자동차세 면제 혜택을 받을 수 있는데, 이와 관련된 사항은 세무과에 문의하면 안내를 받을 수 있습니다.

연말 정산 시 신청하면 1인당, 소득 금액에서 연 200만원 추가 공제가 가능하며, 당해년도 의료비 지출액 전액의 15%의 장애인 의료비 공제를 받을 수 있습니다.

▶ 입장요금 무료 및 국공립공연장 및 공공체육시설 요금 할인

장애인 등록증을 제시하면, 등록장애인 및 1~3급 장애인과 동행하는 보호자

1인에 대하여 고궁, 농원, 국공립박물관 및 미술관, 국공립공원, 국공립공연장, 공공체육시설 요금을 50% 할인받을 수 있습니다.

▶ 철도, 도시철도요금 감면

등록장애인 중 1~3급과 동행하는 보호자 1인: KTX, 새마을호, 무궁화호, 통근열차 50% 할인 / 4~6급: KTX, 새마을호 30% 할인(토, 일 공휴일을 제외한 주중에 한함), 무궁화호, 통근열차 50% 할인, 도시철도(지하철, 전철) 100% 할인 혜택이 있습니다.

▶ 전화요금 및 이동통신 요금 할인

장애인 명의의 전화는 시내통화료 50%, 시외통화료 월 3만원의 사용한도 내에서 50%, 이동전화에 건 요금은 월 1만원의 사용한도 내에서 30% 할인받을 수 있습니다.

또한 이동전화 신규가입비가 면제되며, 기본료 및 통화료(음성 및 데이터에 한함) 35%, 인터넷 이용요금은 월 이용금액의 30% 할인이 적용됩니다. 자세한 사항은 해당 이동통신사에 문의하여 안내받을 수 있습니다.

▶ 항공요금 할인

등록장애인의 경우, 장애인 등록증을 제시하면, 항공사에 따라 등급별로 30~50%의 할인이 있으며, 1~3급 장애인을 동행하는 보호자 1인의 경우, 50% 할인이 가능합니다.

▶ 전기요금 및 도시가스 요금 할인

1~3급의 등록 장애인의 경우, 읍면동 주민센터에 장애인 복지카드 사본과 실거주 확인서를 제출하면, 주택, 즉 취사용 및 개발난방용에 한하여 도시가스에 대해 할인이 적용됩니다.

또한 한국전력관할지사에 신청하면(국번 없이 123번에 문의 가능) 전기요금의 정액이 감면되는데, 여름철에는 월 5만원, 그 외에는 월 16,000원 한도에서 요금 할인을 적용받을 수 있습니다.

http://www.nyj.go.kr/main/977

◉ 의사나 장루간호사를 통한 전문클리닉 내원

고령이나 질병으로 인해 스스로 관리가 어려울 경우, 방문간호 서비스를 제공하는 가정간호 서비스를 받을 수 있습니다. 수술을 시행받은 병원에 방문하여 가정간호 서비스에 대해 확인하여, 주치의와 장루간호사로부터 정보를 제공받을 수 있습니다.

그 외에도 대학병원별로 장루간호사가 상주하고 있어, 전문 상담이 가능하며, 수술을 시행 받은 병원에 문의하여, 예약 신청 및 방문을 통해 전문가에게 상담을 받을 수 있습니다.

또한 의사와 간호사로 이루어진 전문학술모임에서 주관하는 각종 캠페인을 포함한 연중행사와 병원 중심의 건강강좌가 개최되며, 최신 정보와 업데이트된 장루관리를 위한 제품에 대해 소개받을 수 있습니다.

그 밖에도 지역에 따라 크고 작은 모임이 있습니다.

한국장루장애인협회(http://www.ostomy.or.kr)를 통해 전문가 상담과 함께 장루간호에 경험이 있는 환자와도 상담을 받을 수 있습니다.

▶ 한국장루장애인협회

(사)한국장루장애인협회는 질병이나 기타 이유로 인하여 소화기 스토마와 요로 스토마 대상자를 보다 전문적으로 돕기 위해 1985년도에 세계오스토미협회 선진회원국들의 사례를 참조하여 설립한 비영리 사단법인입니다. 서울, 부산, 대구, 대전, 광주, 진주, 전주에 지부가 설립되어 있으며, 회원가입은 아래 연락처와 홈페이지를 통해 확인할 수 있습니다.

TEL (02) 3675-4771   FAX (02) 3675-6689
http://www.ostomy.or.kr

▶ 국제 오스토미협회

영문 홈페이지로, 해외여행을 할 때 활용할 수 있습니다.
http://www.ostomyinternational.org/

스토마 제품 회사

스토마 관리 제품에 대한 문의사항은 각 업체의 고객상담 창구를 통해 이용할 수 있습니다.

▶ 콜로플라스트

고객센터
TEL 1588-7866
(상담시간: 월요일 ~ 금요일 오전 9시 ~ 오후 6시)
https://www.coloplast.co.kr/

▶ 콘바텍

고객상담 창구
TEL: 080-3453-6333
(상담시간: 월요일 ~ 금요일 오전 9시 ~ 오후 6시, 공휴일 제외)
https://www.convatec.co.kr/

▶ 홀리스터(맥진양행)

고객상담 창구
TEL (02) 499 - 1364
http://www.macjinmed.co.kr/

▶ 알케어(리즈상사)

고객상담 창구
TEL (02) 508-5538
http://www.leescorp.co.kr/

합병증 관리

수술 후 오랜 기간 동안 스토마 관리를 하다보면 여러 가지 문제가 발생할 수 있습니다. 이러한 문제점은 스토마 관련 합병증으로 본인이나 가족들이 쉽게 대처할 수 있는 것에서부터 병원에 방문하여 전문 의료진으로부터 상담과 치료를 받아야 하는 것에 이르기까지 종류가 다양합니다. 또한 스토마 종류에 따라 쉽게 일어날 수 있는 합병증과 드물게 발생하는 합병증이 있습니다. 여기에서는 이러한 합병증에 대해서 알아보고, 적절하게 대처하는 방법에 대해 살펴보겠습니다.

스토마 합병증이란

합병증이란, 스토마나 주변 피부에 문제가 발생하는 것을 가리킵니다. 일반적으로 관리하고 있는 스토마 간호에 어려움이 생길 수도 있고, 경우에 따라서는 재수술이 필요한 경우도 있으므로 주의가 요구됩니다.

수술 후 초기에 발생하는 경우와 퇴원 후 오랜 시간이 지난 다음에 발생하는 합병증이 있습니다. 여기에서는 퇴원 후 시간이 경과함에 따라 발생할 수 있는 합병증과 이를 어떻게 관리하는지에 대해서 살펴보겠습니다.

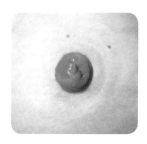

정상적인 스토마

정상적인 스토마는 주변 피부에 장애가 없고, 스토마 표면의 점막도 깨끗한 붉은색이나 분홍색을 보입니다. 시간이 경과하면서 수술 후 오랜 기간 후에 주위 피부와 스토마 점막에 다양한 합병증이 발생하면, 스토마 관리나 생활에 부담이 될 수 있으므로 '좀 이상한데?'라는 느낌이 들면 병원에 방문하여 문제점이 무엇인지 정확히 파악하고, 적절하게 대처하는 것이 필요합니다.

피부 합병증 ① 스토마 주위

⊙ 스토마 주위 피부 문제

a. 피부 염증(미란)

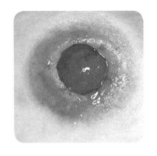

스토마를 통해 배출된 배설물이 주위 피부에 남아 지속적으로 묻어 있거나, 피부보호판이 피부에 맞지 않을 경우, 주변 피부에 염증을 일으킬 수 있습니다. 가려움증이나 통증이 있고, 피부보호판이 잘 부착되어 있지 않고, 파우칭 교환을 자주 해야 하는 등, 일상적으로 시행하던 스토마 관리에 어려움을 초래합니다.

b. 피부 침윤(연화)

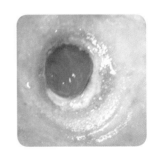

배설물이 스토마 주위 피부가 배설물 오랜 시간 머물게 되면, 습윤한 상태에 피부가 노출되기 때문에 피부 침윤현상으로 조직이 연화되어 부드럽고 하얗게 변화되는 것을 볼 수 있습니다. 이는 요로 스토마에서 자주 발생하는 합병증입니다. 피부가 침윤된 상태에서는 정상적인 피부기능이 상실되기 때문에 사소한 자극에도 주위 피부가 손상되거나 감염에 의해 염증이 발생할 수도 있습니다.

⊙ 스토마 주위 피부는 염증이 생기기 쉽다.

스토마 주위의 피부 중, 가장 염증이 생기기
쉬운 곳은 스토마 주위 1cm 정도의 부위입니다.

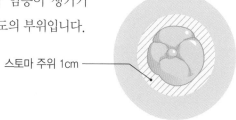

스토마 주위 1cm ──

⊙ 배설물에 의한 염증

스토마 주변 피부에 발생하는 염증에는 여러 가지 원인이 있습니다. 우선 원인이 무엇인지 확인하여, 이를 제거하면, 발생했던 염증을 치료할 수 있을 뿐 아니라, 피부 염증을 예방할 수 있습니다. 염증을 일으키는 가장 흔한 원인은 스토마 주변 피부에 배설물(대변이나 소변)이 장시간 동안 닿아 있으면서 피부를 자극하는 것입니다.

⊙ 염증 발생률이 높은 소장 스토마(회장루)

스토마가 어느 위치에서 만들어졌는지에 따라 스토마 종류가 구분되며, 배설물 특성에 따라 피부 염증 발생률이 다릅니다.

- 소장으로 만든 스토마의 경우, 피부 염증 발생률이 높다.
- 결장으로 만들어진 스토마의 경우, 소장과 가까운 결장에서 만들어진 스토마 일수록 피부 염증이 쉽게 발생한다(S상결장 스토마보다 횡행결장 스토마 쪽에서 피부 염증이 쉽게 발생한다).

소장과 가까운 위치의 스토마의 경우, 배설물에 많은 소화효소가 포함되어 있기 때문에 염증 발생이 쉽습니다. 소화효소가 많은 소장 스토마의 경우, 피부에 배설물이 닿아있는 채로 지내게 되면 스토마 주변의 피부가 붉게 짓무르게 되며, 심한 경우, 피부에 궤양을 일으키기 때문에 즉시 치료를 받아야 합니다. 또한 설사를 할 때에도 배설물에 소화효소가 포함되어 있기 때문에 다량의 설사를 하는 경우에는 주변 피부에 대변이 쉽게 닿은 상태로 머무르게 되어 평소보다 염증이 쉽게 발생하게 됩니다.

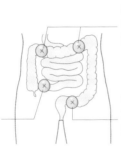

(좌·우) 횡행결장 스토마
진흙처럼 걸쭉한 변으로 S상결장 스토마에 비해 소화효소가 많고 쉽게 염증을 일으킨다.

소장 스토마
수분이 많은 물과 같은 상태의 변으로 소화효소가 많고 쉽게 염증을 일으킨다.

S상결장 스토마
고형변으로 소화효소가 적게 포함되어 있으며, 염증이 잘 일어나지 않는다.

◉ 피부 염증을 방치하면…

급성 피부질환(염증, 침연 등)이 발생했을 때 치료하지 않고 방치하면, 피부색이 변하고, 정상 피부와 다른 만성 피부질환으로 발전하여 좀처럼 원래 피부로 돌아오지 않습니다.

만성 피부질환으로 진행되면 치유되기가 어렵고, 치유되더라고 정상적인 피부상태로 회복되기가 쉽지 않습니다. 단시일 내에 좋아지지 않으면서 염증이 쉽게 재발하고, 이로 인하여 피부보호판을 부착시키는 데도 어려움이 따르기 때문에 꾸준한 치료와 예방에 최선을 다해야 합니다.

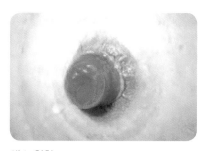

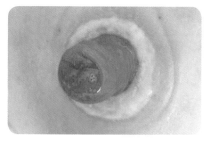

색소 침착
피부가 거무스름하게 변한 상태입니다.

색소 탈출
피부색이 옅어진 상태입니다.
색소 침착보다 증상이 더 진행된 상태입니다.

◉ 배설물에 의한 피부 염증을 예방하는 방법

배설물에 의한 피부 염증 등의 다음 사항에 주의하십시오.

◖ 기구교체 주기를 확인 ◗

피부보호판을 구성하는 데 사용되는 피부보호제 성분은 피부 표면에 땀과 피지 등을 적절하게 흡수하면서도, 배설물로부터 피부를 보호할 수 있도록 잘 밀착되는 소재로 만들어집니다. 그러나 장기간 부착하고 있을 경우, 배설물에 의해 피부보호판이 녹으면서 스토마 주위 피부와 피부보호판 사이에 틈새가 생기에 되고, 그 결과, 스토마 주위에 배설물이 축적되어 피부를 손상시키게 됩니다. 제품회사에게 제시하는 교체 기간 기준을 확인하고, 배설물의 양상과 피부 상태에 따른 의료진의 조언에 따라 적절한 제품 교환주기를 따르도록 합니다.

교체주기에 맞추어 제품을 교환하여 부착하였음에도 불구하고 보호판 뒤편의 피부보호제가 지나치게 녹아 있다면, 제품 교환 시 페이스트를 사용하거나, 기타 액세서리 제품을 사용하여 스토마 주위 피부를 보호해줍니다.

피부보호판을 붙일 때 복부 피부의 주름을 펴서 스토마 주변 피부를 편평하게 하지 않으면, 적합한 피부보호판을 사용하였더라도 피부 주름 사이로 배설물이 샐 수 있습니다. 따라서 제품을 교체할 때는 주름이 생기지 않도록 피부를 편평하게 만든 다음에 피부보호판을 부착합니다.

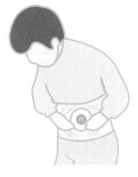

또한 피부보호판을 복부에 부착시키기 전 제품을 스토마에 잘 위치시켰는지 보기 위해 몸을 앞으로 구부리면 복부에 불필요한 불필요하게 주름을 생기게 할 수 있고, 이후 몸을 일으켰을 때 반대로 피부가 너무 신장되면서 부착했던 피부보호판이 피부에서 떨어질 수 있으므로 지나치게 구부리지 않도록 주의합니다.

《 피부보호판을 스토마 크기에 알맞도록 오려낸다. 》

피부보호판의 오려낸 구멍 크기가 스토마에 비해 너무 크면, 스토마 주변 피부가 많이 노출되기 때문에 염증을 일으킬 수 있습니다. 반대로, 피부보호판을 스토마 크기보다 너무 작게 오려내면 스토마에 손상을 줄 뿐만 아니라 스토마 주위 피부에 보호판이 잘 밀착되지 않아 보호판 밑으로 배설물이 고여 피부를 자극하게 되고, 추후 배설물이 새는 원인이 됩니다.

피부보호판을 스토마에 맞추어 오려낼 때, 가장 적절한 크기는 스토마가 만들어진 피부 둘레 경계선에서 2~3mm 정도 여유 있게 잘라내면 됩니다. 예를 들어, 스토마 크기가 세로 30mm, 가로 30mm라고 한다면, 피부보호판은 35mm 크기로 오려내면 됩니다.

스토마 주변 피부 주변을(화살표 방향)
잘 밀착시키는 것이 중요하다.

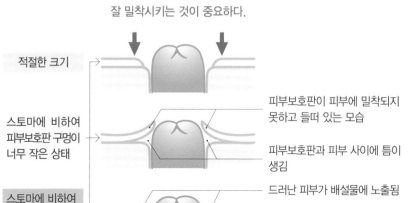

적절한 크기

스토마에 비하여
피부보호판 구멍이
너무 작은 상태

피부보호판이 피부에 밀착되지
못하고 들떠 있는 모습

피부보호판과 피부 사이에 틈이
생김

스토마에 비하여
피부보호판 구멍
이 너무 큰 상태

드러난 피부가 배설물에 노출됨

◀ 체중·체형 변화에 주의 ▶

장기간 스토마를 보유할 경우, 체중 변화나 연령에 따른 체형변화, 피부
처짐 등으로 인해, 스토마 주위의 피부에 지금까지 없었던 주름이나 궤양
(파인 상처)이 생겨, 배설물이 피부에 고여있거나, 피부보호판 사이로 샐
수 있습니다. 주름이나 궤양(파인 상처)이 경미한 경우에는 피부보호파우
더나 기타 상처 치료제를 채워 해결할 수 있지만, 주름이 깊거나 궤양이
심할 경우에는 함몰형 타입의 피부보호판(▶34p)으로 교체할 필요가 있습
니다. 또한, 운동을 할 때나 몸을 자주 구부리는 경우에는 피부보호판을
복부에 단단히 밀착시켜주는 스토마 벨트(▶40p)를 사용하면 도움이 됩니
다.

피부 합병증 ② 피부보호판을 붙인 부분

◉ 피부보호판을 붙인 부위의 트러블

◆ 피부보호판을 붙인 부위에 생긴 염증

피부보호판을 붙인 부위의 생긴 염증은 복부에서 피부보호판이나 사용한 기타 피부보호제를 떼어낼 때 피부에 가해지는 기계적 자극이 원인으로 알려져 있습니다.

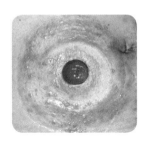

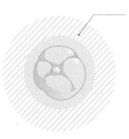

피부보호판을 붙인 부위

◆ 피부보호판을 붙인 부위에 생긴 염증을 방치할 경우...

피부보호판을 세게 잡아당기며 떼어 내거나 점착성이 강한 피부보호제를 계속 사용하면, 피부보호판을 붙였던 피부에 염증이 만성화되어, 피부가 거무스름하게 착색되는 것을 볼 수 있습니다. 이러한 피부 염증이 만성적으로 일어날 경우, 피부기능이 약해지면서 염증이 더욱 심해지게 되기때문에 의료진과의 상담을 통해 올바른 피부보호판 제거방법을 포함한 치료가 필요합니다.

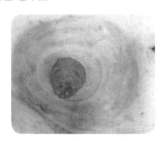

◉ 피부보호판을 붙인 부위의 피부 문제 예방법

《 피부에 적합한 피부보호제로 교체하여 사용한다. 》

피부보호판을 붙인 부위의 피부가 붉어지거나 발진이 나타날 경우, 피부보호제 변경에 대해 검토합니다. 피부보호제를 잘못 사용하면 피부를 손상시키는 원인이 되기도 합니다. 피부보호제 성분은 각 회사마다 조금씩 다르므로 자신의 피부에 맞는 제품을 선택하는 것이 중요합니다.

피부보호제는 점착성이 약한 것부터 강한 것까지 다양하며, 피부가 약한 사람이 점착력이 강한 피부보호제를 사용하면 염증의 원인이 될 수 있습니다.

《 제품의 교체 간격을 조정한다. 》

피부보호제의 점착성은 시간이 지나면서 저하됩니다. 부착한 지 얼마 되지 않은 상태에서 이를 제거할 경우, 피부보호제의 점착력에 의해 피부가 손상되면서 염증을 유발할 수 있습니다.

또한, 피부보호제는 땀 등의 수분을 흡수하여 피부 수분을 일정하게 유지하고 염증을 방지하는 기능을 가지고 있으나, 다량의 수분을 흡수할 경우 점착력이 저하됩니다. 따라서 땀을 많이 흘리게 되는 여름에는 점착력이 빠르게 감소하게 되고, 땀을 그다지 흘리지 않는 겨울에는 피부수분 상태가 건조해지기 때문에 점착력이 상대적으로 오래 유지됩니다. 따라서 계절에 따라 제품 교체 간격을 조정할 수 있습니다.

《 제품 교체 방법과 피부 세척법을 재검토한다. 》

제품을 세게 잡아당겨 제거하거나, 스토마 주위 피부를 쓱쓱 강하게 문질러 씻는 기계적인 자극은 피부를 손상시키기 때문에 염증의 원인이 됩니다. 부착된 제품은 피부가 당겨지지 않도록 천천히 부드럽게 떼어 냅니다. 제품을 떼어낼 때 피부에 가해지는 자극이 강하다고 느낀다면, 부드럽게 떼어낼 수 있도록 제거제(▶48p)를 사용합니다. 특히 피부가 약한 사람이나 고령자들은 경한 자극에도 피부가 쉽게 손상될 수 있기 때문에 피부보호판제거제 사용이 도움이 됩니다. 스토마 주변 피부를 씻을 때 타월이나 샤워수건을 사용하여 자극을 주지 말고, 충분한 비누거품으로 부드럽게 세정합니다(▶50p).

《 파우치에 담긴 배설물을 정기적으로 비우기 》

배설물이 파우치에 많이 담기게 되면, 파우치가 무거워지면서 피부보호판이 부착되어 있는 피부를 당겨 자극하게 됩니다. 따라서 배설물이 파우치의 절반 이상 차지 않은 상태에서 정기적으로 비워줍니다.

알아두기 !

항문을 통해서 미끈한 점액 양상의 흰색 액체가 배출되는 것은 정상적인 현상이므로 안심해도 됩니다. 수술을 통해 항문을 제거 후, 영구적인 스토마를 만든 경우를 제외하고 스토마를 통해 배설물을 배출하지만, 항문을 제거하지 않고 남아 있는 경우, 남아 있는 장(▶17p)에서 점액이 만들어지게 되고, 이를 항문을 통해 배출시키게 됩니다. 소량씩 또는 규칙적으로 항문을 통해 배설되는데, 배출 시 변의를 느끼게 하는 경우도 있습니다.

PART

④

피부 합병증 ③ 피부보호판 가장자리 부분의 피부 염증

◉ 부착한 피부보호판 가장자리 부분의 피부에 생긴 염증

◆ 피부보호판을 고정할 목적으로 사용한 테이프 부착에 의한 피부 염증

부착된 피부보호판의 가장자리, 즉 테두리 부위에 발생한 피부 염증의 원인은 피부
보호판을 고정하기 위한 목적으로 사용한 테이프 형태의 피부보호 밴드나 반창고,
의료용 테이프의 점착 성분에 의한 경우가 다수를 차지합니다.

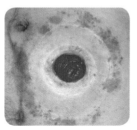

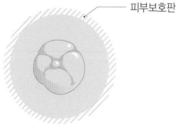

피부보호판

▲ 피부보호판 바깥쪽 피부가 손상되어 있습니다.
이것은 피부부호판의 가장자리에 부착한 테이프
에 의해 발생한 염증입니다.

◉ 피부보호판 가장자리 부위의 염증을 예방하는 방법

피부보호판 바깥쪽 테두리 부위의 피부 염증을 예방하기 위해서는 다음
사항에 주의합니다.

피부보호판이 부착된 부위 외에 주변 피부에 염증이 생긴 경우, 스토마 파우치의 비닐성분이나 파우치가 피부와 서로 맞닿아 생긴 자극이 원인이 될 수 있습니다. 파우치 뒷면의 비닐성분이 피부에 직접 닿지 않고 부직포 성분이 덧대어진 파우치로 바꾸거나, 면 성분의 파우치 커버를 사용하면 도움이 됩니다. 특히, 땀이 많거나 여름철과 같이 땀이 나기 쉬운 계절에는 땀을 흡수할 수 있는 면 커버 사용을 추천합니다.

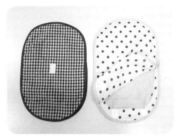

면 성분의 파우치 커버

❰ 되도록 반창고나 테이프를 사용하지 않는다. ❱

'피부보호판이 잘 접착되지 않아서'라는 이유로, 반창고나 테이프로 피부보호판을 고정하는 경우가 있습니다. 그러나 반창고나 테이프는 피부보호제처럼 피부를 보호해주는 기능이 없기 때문에 장기간 사용하면 피부가 손상됩니다. 되도록 반창고나 테이프를 사용하지 않고, 본인의 피부와 복부 형태에 맞는 적절한 제품을 선택할 수 있도록 전문간호사나 의사와 상의하여 사용하여야 합니다.

피부 합병증 ④ 이럴 때는 즉시 의료진에게 알려야 합니다.

스토마 주변 피부에 배설물이 묻은 채 남아 있거나, 관리상태가 양호하지 않은 상태로 수년간 지내면, 스토마 주변 피부에 사마귀 모양의 돌기가 생기는 피부 문제를 경험할 수 있습니다. 다음과 같은 증상이 나타난다면, 이는 피부보호 판이 스토마 주변 피부에 밀착되어 않아 배설물이 새는 원인이 될 수 있기 때문에 의료진과 상담합니다.

◆ 점막피부 이식

스토마 주위의 피부에 생긴 염증이나 궤양을 방치 하면, 기존에 정상적인 피부상태를 유지하던 부위 가 스토마와 같은 장 점막으로 대체될 수 있습니 다. 이를 '점막피부 이식'이라고 부릅니다. 장 점막 과 접촉한 부분의 피부보호판이나 사용한 피부보 호제는 금세 녹아버리기 때문에, 점막피부 이식이 진행될수록 배설물이 더 자주 누출되어 불편감을 야기할 수 있습니다.

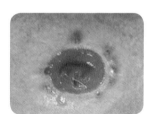

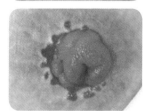

◆ 염증성 육아(불량 육아)

스토마 주변 피부의 염증이 악화되면 오른쪽 사진 과 같이 염증이 악화되면서 사마귀처럼 커질 수 있 습니다. 이를 폴립이라고 하는데, 염증 상태가 악화 되기 전에 의료진과의 상담과 치료가 필요합니다.

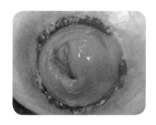

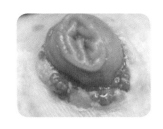

◆ 소변결석

요로 스토마의 경우, 스토마 주변 피부에 소변이 묻은 상태를 장시간 방치했을 때 돌처럼 딱딱해지면서 피부에 달라붙어 떨어지지 않을 수 있습니다. 이를 소변결석이라고 부릅니다. 오른쪽 사진은 소변결석이 다량 달라붙어 있어 스토마 자체가 보이지 않고 있습니다.

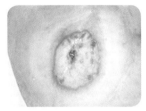

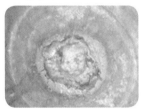

◆ 가성 상피종성 비후

스토마 주변 피부의 조직연화, 즉 침연 상태가 지속적으로 유지되면 피부가 두껍게 변형되기도 합니다. 이는 요로 스토마에서 발생하기 쉬운 합병증 중 하나입니다. 이처럼 피부 상태가 변형될 경우, 피부보호판 부착이 어려워지면서 관리가 효과적으로 이루어지지 않습니다.

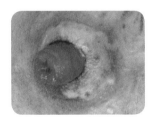

PART
④

출혈

◉ 스토마로부터의 출혈

사진상에 보이는 바와 같이 스토마에서 출혈이
지속된다면, 병원에 방문하여야 합니다. 하지
만 스토마는 장 점막(▶11p)이기 때문에 거즈나
타월 등으로 가볍게 닦거나 살짝 문지르는 가
벼운 자극에도 쉽게 출혈이 발생합니다. 이는
칫솔로 잇몸을 문질렀을 때 약간의 출혈을 보
이는 것과 비슷한 현상입니다. 입을 헹구어내

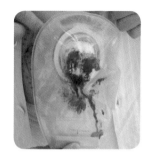

면 출혈이 멈추기 때문에 문제가 되지 않는 것처럼, 스토마의 경우도 출혈
시 살짝 압박해준 후에 출혈이 더 이상 일어나지 않는다면 큰 문제가 되지
않습니다.

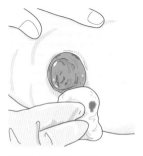

문제가 되지 않는 출혈

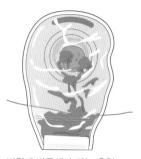

병원에 방문해야 하는 출혈

◉ 스토마 출혈을 예방하는 방법

스토마로부터의 출혈을 예방하기 위해 다음 사항을 주의합니다.

❨ 피부보호판의 오려낸 구멍 크기가 작지 않은지 확인한다. ❩

피부보호판의 구멍을 너무 작게 오려내면 스토마와 크기와 맞지 않아 스토마 점막이 칼로 베인 것처럼 손상되고 출혈이 나타날 수 있습니다. 스토마가 손상된 상태로 지속되면 사진처럼 궤양이 발생할 수도 있습니다. 제품과의 마찰 등 자극이 오랫동안 계속되면 궤양은 악화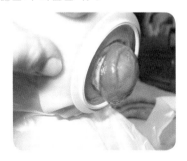
됩니다. 따라서 이를 예방하기 위해서는 피부보호판의 구멍을 스토마 크기보다 2~3mm 정도 크게(▶ 100p) 오려냅니다. 오려낸 피부보호판 구멍의 가장자리와의 마찰을 예방하기 위해서는 스토마 주변을 감쌀 수 있는 다양한 형태의 피부보호제제를 사용하면 됩니다.

❨ 폴립 발생 시 대처방법 ❩

스토마가 만약 입고 있는 의복이나 벨트, 착용하고 있는 스토마 파우치와 마찰을 일으키게 되면 출혈이 나타날 수 있습니다. 따라서 일상생활 시 스토마와 되도록 심한 마찰을 일으키지 않도록 해야 합니다. 스토마 점막에 벨트나 의복에 의해 장시간동안 물리적으로 마찰이 발생되는 상황이 계속되면 스토마 점막에 사마귀 형태의 피부 문제(폴립)가 생길 수 있습니다.

폴립이 발생했을 경우, 스토마의 출혈이나 궤양을 예방하는 방법과 마찬가지로 피부보호판으로 인한 점막 손상이 일어나지 않도록 피부보호판의 구멍 크기를 조정합니다. 하지만, 물리적인 마찰이 없어도 스토마에 폴립이 생길 수 있으며, 경우에 따라 암으로 진행되는 경우도 있기 때문에 폴립을 발견하면 의사의 진료를 받도록 합니다.

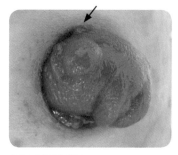

스토마 폴립 일종
양성 폴립으로 비교적 양호한 경우

주의사항!

스토마가 심하게 손상을 받는 사고로 인하여 일시적인 출혈을 보일 경우에는 출혈 부위의 점막을 거즈를 이용하며 몇 분 정도 압박을 가하면서 지혈합니다. 그래도 출혈이 멈추지 않는다면 병원에 방문하여야 합니다.

스토마 주위 탈장(Parastomal hernia)

⊙ 스토마 주위가 부풀어 올랐다.

스토마의 주변 피부가 불룩하게 솟아오른 경우, 결장루주위 탈장이라는 합병증일 수 있습니다.

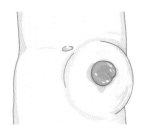

결장루주위 탈장(Parastomal hernia)
스토마가 위치한 왼쪽 하복부가 반대편에 비해 크게 솟아오른 상태가 보입니다.

스토마는 복직근 내에 위치하게 되며 복직근의 근막을 절개한 부위를 통해 장의 일부를 빼내어 만들게 됩니다. 탈장은 절개한 근막과 피부 사이로 장의 일부가 밀려나오는 것으로, 이로 인하여 스토마 주변 피부가 볼록하게 솟아오른 상태를 결장루주위 탈장이라고 합니다.

결장루주위 탈장이 발생하게 되는 원인은 아래와 같습니다.

- 수술 후 체중 증가
- 복수가 생긴 경우

- 장폐색 등으로 복강 내 압력이 상승한 경우
- 고령으로 인하여 복직근이 약화된 경우

증상이 매우 심할 경우에는 '탈장 복원술'을 시행하기도 하지만, 보통, 수술하지 않고 보존적으로 경과를 지켜보는데 그 이유는, 수술을 시행해도 재발 가능성이 높기 때문입니다. 다만, 보존적 요법 시행 중 결장루주위 탈장이 악화되면서 스토마를 압박하여 배설물(대변이나 소변)이 원활하게 배출되지 않는 경우, 장의 혈액 순환이 나빠지는 경우, 장 염전(捻轉)이 일어난 경우에는 수술을 고려합니다. 의심스러울 때는 즉시 의사의 진료를 받도록 합니다.

◎ 경증의 결장루주위 탈장 관리방법

심각한 결장루주위 탈장은 수술이 필요하지만, 가벼운 결장루주위 탈장이라면 다음과 같이 관리할 수 있습니다.

《 일상생활 중에 가능한 복압이 상승되지 않도록 주의한다. 》

결장루주위 탈장은 습관적인 복압 상승으로 인해 주로 발생하므로 가능한 복압을 증가시키지 않는 생활습관을 유지하는 것이 기본 관리방법이라고 할 수 있습니다.

예를 들면, 복부에 강한 압력이 줄 수 있는 일상생활 동작이나 스포츠 활동을 자제하는 것입니다. 쇼핑백을 들거나, 가벼운 짐이나 캐리어를 밀고 이동하는 경우라면 문제가 되지 않지만, 장시간 무거운 짐을 들고 내리는 작업이나 복근운동과 같이 복압을 상승시키는 행위 등은 증상을 악화시킵니다.

누워있는 경우에는 복부에 가해지는 압력이 약해지기 때문에, 복강 내장이 정리되면서 편평해집니다. 하지만 앉거나 일어서는 경우에는 복부에 압력이 가해지기 때문에 복압이 높아지게 됩니다. 또한 체중이 급격하게 증가한 경우에도 복압이 증가되기 때문에, 체중관리도 중요합니다.

《 사용 중인 제품을 변경하거나 스토마 벨트 사용을 고려한다. 》

탈장이 발생하면, 스토마 주변 피부가 솟아오르면서 복부 형태가 변하기 때문에 사용해오던 제품이 맞지 않게 되면서 배설물이 누출되거나 피부에 문제가 발생할 수 있습니다. 이런 경우에는 사용하고 있는 스토마 제품을 다른 제품으로 교체하거나, 스토마 복대나 벨트를 사용하여 복압 상승으로 인한 탈장 증세를 감소시키면서 착용한 스토마 제품을 안정적으로 고정시킬 수 있습니다. 결장루주위 탈장으로 인하여 동그랗게 솟아 오른 복부에도 쉽게 밀착되도록 피부보호판이 부드럽게 구부러지거나, 스토마 파우치와 연결되는 피부보호판의 플렌지 형태가 점착식인 제품, 또는 파우치와 연결이 쉽도록 피부보호판 상부로 올라와 있는 형태를 보이는 부동형(floating)의 플렌지의 제품은 쉽게 복부에 부착시킬 수 있습니다.

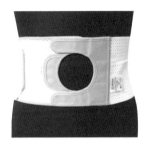

스토마 복대
복부 둘레와 스토마 피부보호판, 파우치 사이즈에 따라 스토마 복대 규격이 구분되어 있습니다.

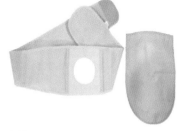

스토마 벨트
벨트 양쪽 끝에는 피부보호판이나 스토마 파우치에 고정시킬 수 있도록 걸이가 있어 스토마 제품을 복부에 부착시킨 후, 허리띠와 같은 형태로 스토마 벨트를 복부 둘레에 걸쳐 고정시킬 수 있습니다.

스토마 탈출

◉ 스토마가 튀어 나온 경우

스토마가 정상적인 길이보다 길어지면서 복부에서 늘어져 있는 상태를 '스토마 탈출'이라고 합니다. 스토마 탈출의 발생원인은 다양하지만 일상생활 중, 복부 내, 즉 복강내 압력이 급격히 상승하거나 체중이 급격하게 증가한 경우에 나타나게 됩니다. 요로 스토마에서는 거의 보기 드문 합병증으로, 소화기 스토마에 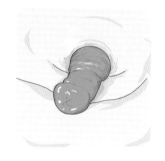 서는 말단형의 스토마보다 루프형태의 스토마에서 발생하기 쉬운 합병증입니다.

'스토마 탈출'은 정상 상태보다 2~3cm 정도 길어진 상태에서부터 10cm 이상 길어지기도 합니다. 만약 평상시보다 일시적으로 약간 길어졌다 하더라도 곧바로 회복되어 정상 길이로 돌아온다면 걱정할 필요는 없습니다. 하지만, 길어진 스토마가 쉽게 회복되지 않는 경우에는 즉시 전문 의료진의 진찰을 받도록 합니다.

스토마 탈출에 다음과 같은 증상이 동반될 경우, 스토마에 충분한 혈액 순환이 이루어지지 않아 장관이 괴사로 진행되어 수술이 필요할 수 있습니다.

116

- 스토마에 부종이 있다.
- 스토마에 궤양이 있다.
- 스토마 색이 비정상적이다(혈액순환이 원활하지 않기 때문에 검붉거나 검게 보인다).

◉ 스토마 탈출 시 대처방법

스토마 탈출이 발생했을 경우, 스토마 점막이 손상되지 않도록 아래와 같이 대처합니다.

◆ 탈출되어 길어져 있는 스토마 점막을 보호한다.

스토마가 튀어나와 약간 길어진 정도라면, 복압을 완화시켜 원래 상태로 회복되는지를 확인합니다. 누워서 복부의 힘을 빼면, 탈출된 스토마도 정상적인 상태로 돌아갈 수 있습니다. 하지만 '일어나 앉기', '일어서기'와 같은 동작은 배에 힘을 주게 되어, 복압을 증가시키기 때문에 스토마를 다시 길어지게 할 수 있습니다.

스토마의 부종이 심하거나 궤양이 발생할 가능성이 있으면 피부보호판 구멍을 크게 오려 사용합니다. 복압이 가해져 스토마가 튀어나오면 원래 크기보다 커지기 때문에 피부보호판 사용 시 원래 크기보다 크게 오려 맞추어야 합니다. 하지만 복압이 가해지지 않은 상태에서는 튀어나와 길어졌던 스토마가 복부 속으로 다시 들어가면서 스토마 크기가 작아지기 때문에 구멍과 스토마 사이에 틈이 생기면서 피부가 노출됩니다(▶ 다음 페이지). 이런 경우에는 피부보호제를 사용하여 노출된 피부를 보호하도록 합니다.

또한 스토마가 탈출하게 되면 몸의 움직임에 따라 스토마 크기와 길이가 변하기 때문에 다음과 같은 방법으로 피부보호제를 적용하면 스토마 점막을 보호하는 데 도움을 줍니다.

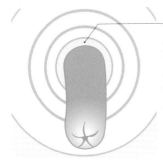 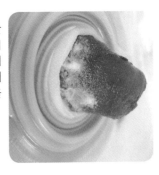

피부보호판은 변화한 스토마 크기에 맞추어 평소보다 구멍을 크게 오려내고, 피부보호제를 적용하여 점막을 보호하도록 합니다.

◆ 궤양이 생기면 스토마 파우더를 사용한다.

스토마의 부종이 심하거나 궤양이 생길 가능성이 있을 경우, 스토마 파우더를 사용하여 스토마 점막을 보호합니다.

스토마 파우더의 보호 작용은 하루 정도이므로 1일 1회 사용합니다.

◆ 스토마 파우치에 공기를 약간 주입한다.

스토마가 탈출했을 경우, 스토마 점막이 스토마 파우치 안쪽 면에 닿아 쉽게 마찰을 일으키게 됩니다. 스토마 파우치에 약간의 공기를 주입하면, 스토마 점막이 파우치 안쪽 면과 밀착되면서 생기는 마찰을 방지하여 점막이 손상되지 않도록 해줍니다.

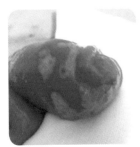 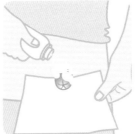 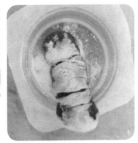

부종과 궤양을 동반한 스토마 탈출(왼쪽 사진)이 발생했을 때는 스토마 파우더를 사용합니다 (중앙 일러스트, 오른쪽 사진).

협착

⊙ **스토마가 피부 상방으로 튀어나와 있지 않고, 복부 피부 하방으로 들어가 보이지 않는 경우**

'협착'이란 스토마가 정상적인 크기보다 작아지면서 스토마 입구 또한 좁아진 상태로, 소화기 스토마에서 볼 수 있는 합병증 중 하나입니다. 협착이 된 경우, 배설물 배출이 원활하게 이루어지지 않기 때문에 배가 불러올 수 있으며, 변비 및 장폐색의 원인이 됩니다.

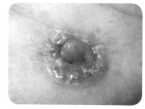

소장의 일부인 회장을 이용하여 만든 요로 스토마의 경우에는 수술 후 초기에, 요관을 직접 피부에 연결하여 만든 요관피부루(ureterostomy)의 경우는 오랜 기간에 지난 후

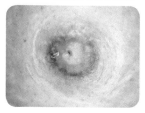

에 협착이 발생할 수 있습니다. 심할 경우, 스토마가 거의 보이지 않게 되어 입구 확인조차 어려워지는 경우도 있습니다. 소변이 잘 배출되지 않아 신장기능이 저하되고, 심해지면 완전히 폐색되어 신장에 직접 관을 삽입하여 소변을 배설시키는 신루형성술(nephrostomy)이 필요하게 됩니다.

만약 스토마의 협착이 의심되거나, 배설물 배출에 이상이 있다고 여겨지면 병원을 방문하여 의료진에게 상담을 받아야 합니다.

⊙ 스토마 협착 시 대처방법

◆ 소변이 배출되는 양상을 확인하기

요관피부루의 경우, 스토마 협착이 발생되면 배출 입구에 압력이 가해지면서 소변이 분수처럼 솟으면서 배출됩니다. 이러한 현상을 오히려 정상적인 현상으로 착각하지 않도록 주의해야 합니다.

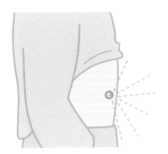

◆ 스토마의 입구를 확장시키기

소화기 스토마가 협착되었을 때는 대변이 잘 배출될 수 있도록 손가락을 이용하여 스토마의 배출 입구를 넓혀 확장시키는 수지확장법을 사용합니다. 비닐장갑을 낀 상태에서 윤활제 역할을 할 수 있도록 약간의 식용유를 손가락에 묻힌 다음, 천천히 심호흡을 하면서 손가락을 부드럽게 스토마에 삽입합니다. 5~6cm 가량 삽입이 가능한데, 만약 삽입이 힘들 경우에는 가장 가느다란 손가락으로 삽입을 시작해보고, 삽입이 수월해지면 굵은 손가락을 사용하여 반복적으로 수지확장법을 시행합니다. 이러한 과정을 반복하면 조금씩 부드럽게 입구가 넓어지는 것을 확인할 수 있습니다. 수지확장법은 병원에 방문하여 장루전문간호사나 의사로부터 교육을 받아 시행합니다.

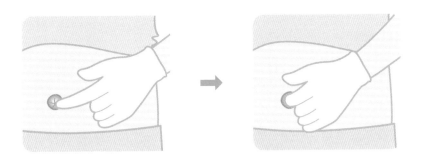

스토마 정맥류

◉ **스토마 주변의 피부가 울퉁불퉁하면서 보라색으로 변하게 됩니다.**

중증의 간질환을 앓고 있는 경우, 소장에서 영양분을 많이 포함한 정맥혈을 간으로 운반하는 혈관의 압력이 비정상적으로 높아져 간으로 제공되는 혈액순환에 장애가 생기게 됩니다. 이로 인하여 복부 내의 혈관 내 압력이 상승되어 스토마 주변에 정맥류가 생깁니다. 이로 인하여 스토마와 피부 경계에 있는 혈관이 손상되면서 출혈이 발생하게 되며, 간 기능이 저하되어 있기 때문에 출혈이 쉽게 멈추지 않습니다.

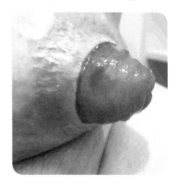

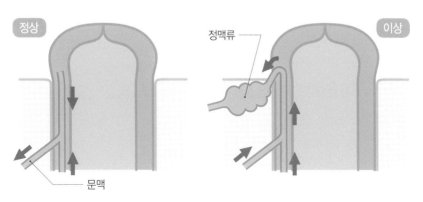

정상   정맥류   이상

문맥

정상적인 경우에는 스토마 주변의 정맥 내 혈액은 간문맥으로 흐르지만, 간 경변이 있을 경우에는 혈액이 문맥으로 흐르지 않고, 역류하면서 우회 경로를 통해 순환하게 됩니다. 그 결과, 스토마 주변의 피부 정맥으로 흘러들어가 정맥류를 초래하게 됩니다. 경우에 따라 스토마 파우치를 가득히 채울 정도의 다량의 출혈이 정맥류를 통해 발생할 수 있습니다. 하지만 요로 스토마에서는 발생하지 않는 합병증입니다. 만약 스토마 정맥류가 의심될 경우에는 병원에 방문하여야 합니다.

◉ 스토마 정맥류의 예방

스토마 정맥류 상태에 따라, 치료나 관리방법은 다양합니다.

스토마 정맥류가 의심될 경우, 또는 진단을 받았거나 다량의 출혈이 발생했을 경우에는 병원에 방문하여 치료나 대처방법에 대해 상담합니다.

《 출혈을 예방하는 방법 》

스토마와 피부 경계 부위를 피부보호제를 사용하여 보호합니다. 스토마에게 출혈이 자주 발생하거나 멈추지 않는다면, 장루파우더를 사용하여 스토마 표면의 점막을 보호합니다(▶114p '스토마 탈출'과 같습니다).

스토마 파우치에 공기를 약간 주입하여 스토마와 파우치가 서로 밀착되어 붙지 않도록 예방합니다. 제품을 스토마로부터 제거할 때는 스토마와 피부 경계면의 정맥류를 자극시키지 않도록 접착물제거제를 사용하여 부드럽게 떼어내도록 합니다. 스토마 주변 피부도 문질러 자극하지 않도록 하고, 목욕이나 샤워 시에도 부드럽게 세척하여 출혈되지 않도록 주의합니다. 스토마와 피부경계 부위에서 출혈 발생 시 거즈로 몇 분 동안 눌러 지혈시킵니다. 만약 출혈이 지속될 경우에는 병원에 방문하도록 합니다.